Dieta Chetogenica a Giorni Alterni:

Trasforma il tuo corpo in 30 giorni con il potere della chetogenica alternata verso il benessere e un metabolismo rinnovato. Imparerai a vivere in equilibro con la tua salute fisica e mentale.

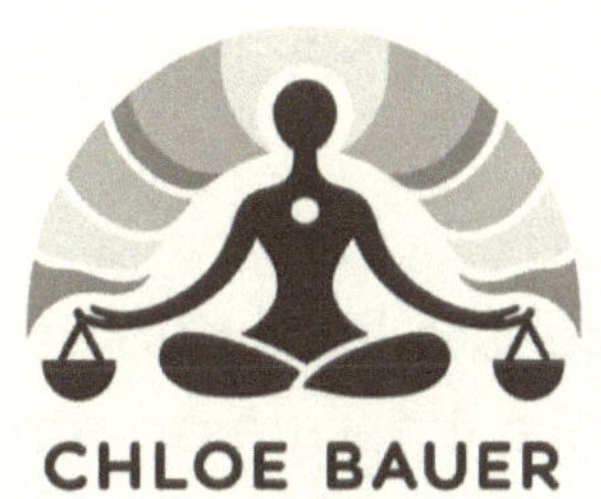

Copyright © 2024 di Chloe Bauer

Tutti i diritti riservati.
Nessuna parte di questo libro può essere riprodotta in qualsiasi forma senza il permesso scritto dell'editore o dell'autore, ad accezione di quanto consentito dalla legge sul copyright italiana.

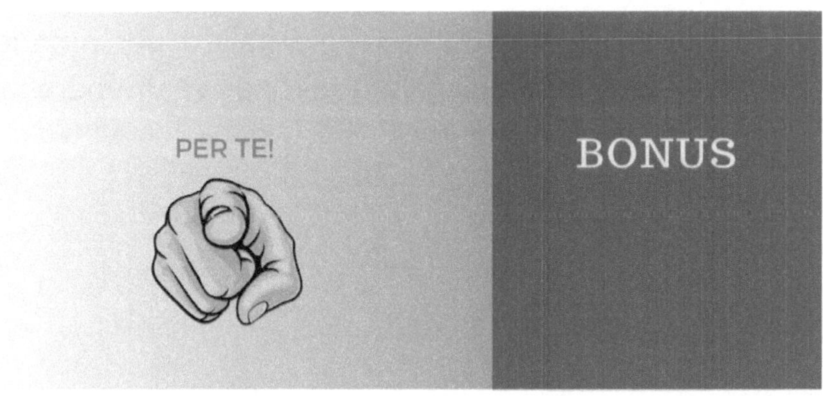

- **Piano Alimentare e di Allenamento di 30 Giorni:** un piano alimentare dettagliato per i 30 giorni, alternando giorni chetogenici e no Include anche un programma di allenamento ottimizzato per supportare la dieta e massimizzare i risultati.

- **Un Ricettario**: un'ulteriore collezione di ricette esclusive, non incluse nel libro, adatte sia per i giorni chetogenici che non. Questo ricettario bonus si concentra su piatti veloci, facili e nutrienti, perfetti per chi ha poco tempo.

- **Guida agli Integratori per la Dieta Chetogenica:** consigli sugli integratori alimentari che possono supportare la dieta chetogenica, migliorare i risultati e aiutare a mitigare eventuali effetti collaterali come l'influenza cheto o sintomi da astinenza da carboidrati.

- **Calendario di Motivazione dei 30 Giorni:** una dose quotidiana di motivazione, con citazioni ispiratrici, suggerimenti giornalieri per rimanere concentrati e piccole sfide per mantenere alta l'energia e l'impegno.

SOMMARIO

Introduzione alla Dieta Chetogenica Alternata

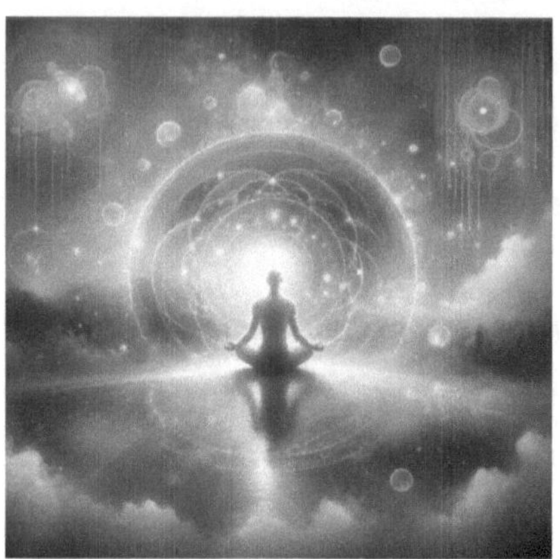

Nota sull'Autrice

"Dieta Chetogenica a Giorni Alterni" e gli altri libri rappresentano l'essenza dell'impegno e della dedizione personale dell'autrice verso l'importanza di un'alimentazione equilibrata per il raggiungimento di uno stato di salute ottimale.

Forte del proprio percorso di vita e delle esperienze accumulate, l'autrice si pone come punto di riferimento per chiunque desideri adottare uno stile di vita più sano attraverso scelte alimentari consapevoli. La sua avventura nel mondo della nutrizione è frutto non solo di un rigoroso studio accademico, ma anche di un cammino personale intrapreso con curiosità e apertura mentale, che l'ha portata a testare su di sé gli effetti di diverse diete e regimi alimentari.

Inizialmente, l'autrice ha trascorso anni nell'analisi dettagliata delle reazioni del corpo umano ai vari nutrienti, immergendosi in testi scientifici, partecipando attivamente a eventi del settore e lavorando a stretto contatto con esperti di nutrizione e salute. La sua esplorazione non si è fermata agli aspetti teorici, ma si è estesa a un'applicazione diretta e a una costante sperimentazione personale, alla ricerca di quelle verità nutrizionali che potessero avere un impatto reale sulla vita delle persone.

Il libro mira a essere non solo un manuale pratico per chi desidera combattere l'infiammazione attraverso scelte alimentari mirate, ma anche una fonte di ispirazione per chi cerca di superare ostacoli simili. L'autrice vuole mostrare come, attraverso decisioni informate riguardo alla propria alimentazione e al proprio stile di vita, sia possibile ottenere miglioramenti tangibili nella propria condizione di salute.

Attraverso suggerimenti utili, ricette nutrienti e consigli per un sano stile di vita, il libro invita il lettore a intraprendere un viaggio di scoperta personale nel campo della nutrizione. "Dieta Chetogenica a Giorni Alterni" si propone di essere più di un semplice manuale sull'alimentazione; vuole essere un catalizzatore per chi è alla ricerca di un rinnovamento fisico e spirituale.

Cos'è la dieta chetogenica e come funziona

La dieta chetogenica è un regime alimentare che ha guadagnato popolarità negli ultimi anni, grazie alla sua efficacia nel promuovere la perdita di peso e migliorare la salute generale. Questo approccio dietetico si basa sulla riduzione drastica dell'assunzione di carboidrati e sull'aumento del consumo di grassi, con un apporto moderato di proteine. Il principio su cui si fonda la dieta chetogenica è semplice: inducendo il corpo in uno stato di chetosi, si costringe l'organismo a bruciare i grassi come principale fonte di energia, piuttosto che i carboidrati.

Normalmente, il corpo umano utilizza i carboidrati come sua principale fonte di energia. Quando si consumano alimenti ricchi di carboidrati, questi vengono convertiti in glucosio, che viene poi trasportato nel sangue e utilizzato dalle cellule per produrre energia. Tuttavia, riducendo l'assunzione di carboidrati a un livello molto basso, il corpo entra in uno stato di chetosi. Durante la chetosi, il fegato inizia a convertire i grassi in acidi grassi e corpi chetonici, che sostituiscono il glucosio come principale fonte di energia. Questo processo non solo favorisce una più efficace perdita di peso, ma porta anche a un miglioramento del metabolismo energetico e a una riduzione dell'appetito.

Un vantaggio significativo della dieta chetogenica è la sua capacità di ridurre i livelli di insulina nel sangue, il che può essere particolarmente benefico per le persone con resistenza all'insulina o diabete di tipo 2. Inoltre, molti studi hanno dimostrato che questo regime alimentare può contribuire a migliorare i livelli di colesterolo e trigliceridi, riducendo così il rischio di malattie cardiovascolari.

Tuttavia, la dieta chetogenica richiede una pianificazione e un impegno significativi, poiché l'adattamento a un'assunzione molto bassa di carboidrati può essere una sfida, soprattutto nelle fasi iniziali. È importante prepararsi adeguatamente, sia mentalmente che fisicamente, per i cambiamenti che questa dieta comporta. Inoltre, è fondamentale informarsi correttamente e, se necessario, cercare il supporto di un professionista della nutrizione per garantire che la dieta sia bilanciata e soddisfi tutte le esigenze nutrizionali.

La logica dietro l'alternanza giornaliera

La logica dietro l'alternanza giornaliera nella dieta chetogenica a giorni alterni rappresenta un'evoluzione significativa nell'approccio alla nutrizione e alla gestione del peso. Questo modello di alimentazione si distingue per la sua capacità di bilanciare gli effetti benefici della chetosi con la flessibilità di un'alimentazione più varia nei giorni non chetogenici. L'alternanza giornaliera non è soltanto una strategia per rendere la dieta più sostenibile nel lungo termine, ma è anche un mezzo per massimizzare i benefici metabolici, psicologici ed energetici derivanti da entrambi gli stati nutrizionali.

In una dieta chetogenica classica, l'individuo mantiene un'assunzione molto bassa di carboidrati ogni giorno per periodi prolungati, inducendo così il corpo in uno stato di chetosi in modo continuativo. Sebbene efficace per la perdita di peso e il miglioramento di certi parametri metabolici, questo approccio può risultare troppo restrittivo per alcune persone, influenzando la loro capacità di aderire alla dieta nel tempo. L'alternanza giornaliera offre una soluzione a questa sfida, proponendo una modalità che alterna giorni in cui si segue un regime chetogenico stretto a giorni in cui si permette un maggior apporto di carboidrati. Questa alternanza mira a stimolare il metabolismo, mantenendo il corpo in uno stato di adattamento e ottimizzazione energetica.

Dal punto di vista metabolico, l'alternanza giornaliera consente al corpo di sfruttare i benefici della chetosi - come la perdita di grasso e l'aumento dell'efficienza energetica - nei giorni chetogenici, mentre nei giorni non chetogenici, la reintroduzione controllata dei carboidrati aiuta a ripristinare le riserve di glicogeno, migliorando le prestazioni fisiche e supportando la salute metabolica. Questo approccio può anche aiutare a prevenire i potenziali svantaggi di una dieta chetogenica a lungo termine, come l'effetto plateau nella perdita di peso o la possibile riduzione della tolleranza ai carboidrati.

Dal punto di vista psicologico, l'alternanza giornaliera contribuisce a migliorare la sostenibilità della dieta, riducendo il senso di privazione e aumentando la varietà alimentare. Questo può migliorare l'aderenza alla dieta nel lungo periodo e favorire un rapporto più equilibrato e meno restrittivo con il cibo.

Benefici attesi da questo tipo di dieta

La dieta chetogenica a giorni alterni promette una serie di benefici significativi per la salute che vanno ben oltre la semplice perdita di peso. Questo approccio nutrizionale innovativo è progettato per ottimizzare il metabolismo, migliorare la composizione corporea e sostenere la salute generale, creando un ponte tra il benessere fisico e mentale. Attraverso l'alternanza tra giorni chetogenici e giorni non chetogenici, questa dieta offre un equilibrio unico che può portare a miglioramenti sostanziali in diverse aree chiave della salute.

Uno dei principali benefici attesi da questo tipo di dieta è la perdita di peso sostenibile. La chetosi, inducendo il corpo a bruciare i grassi come principale fonte di energia, facilita una riduzione efficace del grasso corporeo. Questo processo è ulteriormente supportato dall'alternanza giornaliera, che aiuta a prevenire i comuni stalli di peso associati a diete a basso contenuto calorico prolungate, mantenendo il metabolismo attivo e reattivo.

Oltre alla perdita di peso, la dieta chetogenica a giorni alterni può migliorare significativamente i marcatori di salute metabolica, inclusi i livelli di glucosio nel sangue e i profili lipidici. Riducendo l'assunzione di carboidrati nei giorni chetogenici, si può ottenere una diminuzione dei livelli di insulina e glucosio, riducendo così il rischio di sviluppare resistenza all'insulina, diabete di tipo 2 e altre condizioni metaboliche. Nei giorni non chetogenici, l'introduzione controllata di carboidrati aiuta a mantenere la sensibilità all'insulina, promuovendo un equilibrio metabolico ottimale.

Un altro vantaggio chiave è il miglioramento dell'energia e della concentrazione mentale. La produzione di corpi chetonici ha un effetto stabilizzante sui livelli di energia, riducendo le fluttuazioni causate dall'alternanza dei picchi e dei cali glicemici. Questo può tradursi in una maggiore chiarezza mentale e in una riduzione della nebbia cerebrale, consentendo agli individui di mantenere un livello elevato di performance cognitiva durante il giorno.

La dieta chetogenica a giorni alterni può anche esercitare effetti positivi sulla salute cardiovascolare, migliorando i livelli di colesterolo HDL (il cosiddetto "buon" colesterolo) e riducendo i livelli di trigliceridi e colesterolo LDL (il "cattivo" colesterolo). Questi cambiamenti nel profilo lipidico possono contribuire a ridurre il rischio di malattie cardiache.

Inoltre, l'approccio flessibile della dieta chetogenica a giorni alterni può favorire un miglior rapporto con il cibo e con l'immagine corporea, riducendo il rischio di comportamenti alimentari disordinati. La varietà alimentare e la minor restrizione nei giorni non chetogenici aiutano a prevenire la sensazione di privazione, sostenendo il benessere psicologico ed emotivo.

Come prepararsi mentalmente e fisicamente

Prepararsi per intraprendere un percorso di trasformazione attraverso la dieta chetogenica a giorni alterni richiede un'approfondita preparazione sia mentale che fisica. Questo processo preparatorio è fondamentale non solo per ottimizzare i risultati, ma anche per garantire che il viaggio verso il benessere sia sostenibile e positivo. Il primo passo consiste nell'instaurare una solida base mentale, riconoscendo che il cambiamento significativo richiede impegno, pazienza e resilienza. Mentalmente, è importante accettare che ci saranno sfide e momenti di difficoltà, ma con una visione chiara e una determinazione costante, questi ostacoli possono essere superati.

Dal punto di vista fisico, prepararsi significa fare una valutazione onesta dello stato di salute attuale e comprendere come la dieta chetogenica a giorni alterni possa influenzarlo. È consigliabile consultare un professionista sanitario per discutere di qualsiasi potenziale impatto sulla salute e per effettuare eventuali controlli preliminari. Questo passo è cruciale per personalizzare la dieta in modo che risponda alle esigenze individuali, evitando complicazioni e massimizzando i benefici.

Prepararsi fisicamente implica anche iniziare gradatamente a modificare la propria alimentazione, riducendo l'assunzione di carboidrati e aumentando quella di grassi salutari e proteine di alta qualità. Questo aiuta il corpo a adattarsi più facilmente alla transizione energetica verso la chetosi. Parallelamente, è utile organizzare l'ambiente domestico, eliminando tentazioni inutili e rifornendosi di alimenti che supportano la dieta chetogenica.

L'aspetto mentale della preparazione include lo sviluppo di una mentalità positiva e la creazione di una rete di supporto, sia online che nella vita reale. Unire gruppi di sostegno, leggere storie di successo e parlare con amici e familiari sull'impegno preso può fornire motivazione e incoraggiamento. Inoltre, stabilire routine quotidiane che includano momenti di riflessione, meditazione o altre pratiche di mindfulness può rafforzare la resilienza mentale, aiutando a gestire lo stress e le emozioni che possono emergere durante il percorso.

Essenziale è anche la preparazione all'impegno a lungo termine. Impostare piccoli, realistici e misurabili obiettivi a breve termine può facilitare il monitoraggio dei progressi e mantenere alta la motivazione. Questi obiettivi dovrebbero riflettere non solo la perdita di peso o i cambiamenti nella composizione corporea, ma anche miglioramenti nello stile di vita, come maggiore energia, miglior sonno e una sensazione generale di benessere.

Gestire le aspettative e stabilire obiettivi realistici

Gestire le aspettative e stabilire obiettivi realistici è una fase cruciale nel percorso verso il benessere attraverso la dieta chetogenica a giorni alterni. Questo processo non solo prepara l'individuo a navigare con successo nella sua trasformazione, ma instilla anche una mentalità resiliente e ottimista, indispensabile per affrontare le inevitabili sfide che emergono in qualsiasi viaggio di cambiamento dello stile di vita.

Una gestione appropriata delle aspettative inizia con l'accettazione che il percorso di miglioramento della salute e di perdita di peso è profondamente personale e soggetto a una vasta gamma di fattori individuali, inclusi la genetica, lo stile di vita preesistente e le condizioni di salute. È fondamentale comprendere che i risultati possono variare significativamente tra le persone e che confrontarsi con gli altri può portare a delusioni e frustrazioni. Accettare il proprio percorso unico è il primo passo per costruire una visione realistica e ottenere successo a lungo termine.

Stabilire obiettivi realistici richiede un'esplorazione onesta delle proprie capacità, limiti e del contesto di vita. Gli obiettivi dovrebbero essere specifici, misurabili, raggiungibili, rilevanti e limitati nel tempo (SMART). Ad esempio, piuttosto che mirare a una perdita di peso non specificata in un periodo indefinito, sarebbe più produttivo fissare l'intento di perdere una determinata quantità di peso o migliorare un parametro di salute specifico entro un lasso di tempo realistico. Questo approccio non solo fornisce chiarezza e direzione, ma facilita anche il monitoraggio dei progressi e l'aggiustamento delle strategie se necessario.

Incoraggiare una mentalità di crescita è altrettanto importante. Riconoscere che i percorsi verso il miglioramento della salute sono spesso non lineari e possono includere contraccolpi, permette di mantenere la motivazione anche di fronte a sfide inaspettate. Vedere ogni ostacolo come un'opportunità di apprendimento contribuisce a costruire resilienza e adattabilità, qualità essenziali per il successo a lungo termine.

La comunicazione aperta con i professionisti della salute può anche aiutare a gestire le aspettative e a stabilire obiettivi realistici. Un professionista può offrire una prospettiva oggettiva sulle potenziali sfide e sui risultati raggiungibili, considerando i dettagli della salute individuale e del contesto di vita. Questo tipo di supporto professionale è inestimabile per navigare con

glucosio. Questo processo di adattamento del corpo alla chetosi può migliorare significativamente l'efficienza energetica e ha effetti profondi sulla salute generale e sulla composizione corporea.

La chetosi non solo facilita una perdita di peso efficace attraverso l'uso ottimizzato dei grassi come fonte di energia, ma influisce anche positivamente su vari aspetti della salute. Tra questi, vi è una riduzione dell'infiammazione sistemica, miglioramenti nella sensibilità all'insulina e potenziali benefici per il cervello e le funzioni cognitive. Questi cambiamenti sono dovuti non solo alla perdita di grasso corporeo, ma anche alle proprietà uniche dei corpi chetonici stessi, che hanno dimostrato di avere effetti protettivi e terapeutici.

L'importanza di una solida comprensione di questi concetti non può essere sottolineata abbastanza, poiché permette di approcciare la dieta chetogenica con una consapevolezza maggiore delle sue implicazioni metaboliche e dei potenziali cambiamenti fisiologici. Inoltre, questa conoscenza consente di affrontare il regime alimentare con maggiore sicurezza, comprendendo i segnali del corpo e adattando la dieta alle proprie esigenze specifiche per ottimizzare i risultati.

Effetti della dieta chetogenica sul corpo umano

Gli effetti della dieta chetogenica sul corpo umano sono vasti e influenzano diversi aspetti della salute e del benessere. Questo regime alimentare, caratterizzato da un'alta assunzione di grassi, moderata di proteine e bassa di carboidrati, induce uno stato di chetosi, durante il quale il corpo utilizza i grassi come principale fonte di energia al posto dei carboidrati. Questo cambiamento nel metabolismo energetico porta a numerose modificazioni fisiologiche, con benefici che vanno dalla perdita di peso alla prevenzione di varie patologie.

La perdita di peso è forse l'effetto più evidente e ricercato della dieta chetogenica. Attraverso la chetosi, il corpo brucia i grassi con maggiore efficienza, risultando in una riduzione del tessuto adiposo. Questo processo è supportato dalla capacità della dieta di diminuire l'appetito, grazie all'effetto stabilizzante dei corpi chetonici sui livelli di glicemia, riducendo così le fluttuazioni di fame e contribuendo a un minore apporto calorico complessivo.

Oltre alla perdita di peso, la dieta chetogenica ha mostrato benefici nel miglioramento dei marcatori metabolici, inclusi livelli ridotti di trigliceridi, colesterolo LDL e zucchero nel sangue, nonché un aumento del colesterolo HDL. Questi cambiamenti contribuiscono a ridurre il rischio di malattie cardiovascolari, migliorando la salute del cuore e dei vasi sanguigni.

Un altro significativo impatto della dieta chetogenica è sul controllo glicemico, rendendola una strategia alimentare particolarmente utile per le persone con diabete di tipo 2 o prediabete. La riduzione dell'assunzione di carboidrati porta a livelli di glucosio nel sangue più stabili e a una minore necessità di insulina, potenzialmente riducendo la dipendenza dai farmaci ipoglicemizzanti.

La dieta chetogenica ha anche effetti neuroprotettivi, con studi che indicano un potenziale nel trattamento o nella prevenzione di condizioni neurologiche come l'epilessia, l'Alzheimer e il Parkinson. Si ritiene che i corpi chetonici abbiano effetti antinfiammatori e antiossidanti, che possono contribuire a proteggere le cellule cerebrali dal danno e migliorare la funzione cognitiva.

L'impatto della dieta chetogenica sulla salute generale estende il suo valore ben oltre la perdita di peso, offrendo potenziali benefici nel controllo del diabete, nella salute cardiovascolare e nella funzione cerebrale.

La chetogenesi alternata: meccanismi e vantaggi

La chetogenesi alternata rappresenta un approccio innovativo alla dieta chetogenica, che introduce un'alternanza tra periodi di rigoroso regime chetogenico e fasi in cui l'assunzione di carboidrati è maggiore, seppur controllata. Questa strategia mira a combinare i benefici della chetosi con la flessibilità di una dieta più equilibrata, offrendo un modello alimentare che può essere più sostenibile e piacevole nel lungo termine per molte persone.

Il meccanismo alla base della chetogenesi alternata si fonda sulla capacità del corpo di adattarsi a diverse fonti energetiche. Nei giorni chetogenici, l'assunzione limitata di carboidrati costringe il corpo a entrare in chetosi, utilizzando i grassi come principale fonte di energia. Questo stato di chetosi promuove la perdita di peso, migliora i profili lipidici e stabilizza i livelli di zucchero nel sangue. Nei giorni non chetogenici, l'introduzione moderata di carboidrati permette al corpo di ricaricare le scorte di glicogeno muscolare e epatico, migliorando l'energia e le prestazioni fisiche, e offrendo una pausa psicologica dalle restrizioni più severe.

Uno dei principali vantaggi della chetogenesi alternata è la sua flessibilità. Questo modello dietetico consente agli individui di godere dei benefici della chetosi pur mantenendo una dieta socialmente e culturalmente più accettabile nei giorni non chetogenici. Questo equilibrio può aiutare a prevenire il senso di privazione e migliorare l'aderenza a lungo termine alla dieta, fattori spesso critici nel successo di qualsiasi programma di perdita di peso o di miglioramento della salute.

Inoltre, la chetogenesi alternata può offrire vantaggi metabolici unici. L'alternanza tra chetosi e consumo controllato di carboidrati può aiutare a ottimizzare la sensibilità all'insulina e a prevenire gli adattamenti metabolici che possono verificarsi con una dieta chetogenica continua, come la riduzione del metabolismo basale. Questo approccio può anche ridurre il rischio di effetti collaterali associati a lungo termine con regimi chetogenici stretti, come carenze nutrizionali o disbiosi intestinale.

La chetogenesi alternata si rivela particolarmente vantaggiosa nella gestione del peso a lungo termine. Alternando fasi di restrizione calorica e chetosi con periodi di reintroduzione moderata di carboidrati, si possono prevenire i classici stalli del peso, mantenendo il corpo in uno stato di adattamento metabolico costante. Questo non solo facilita una perdita di peso sostenibile ma contribuisce anche a migliorare la composizione corporea, aumentando la massa magra rispetto al grasso corporeo.

Impatto sulla salute a lungo termine e prevenzione di malattie

L'adozione della dieta chetogenica a giorni alterni può avere un impatto significativo sulla salute a lungo termine e sulla prevenzione di malattie, influenzando positivamente vari aspetti del benessere fisico e mentale. Questo regime alimentare, caratterizzato dall'alternanza tra giorni di basso apporto di carboidrati per indurre la chetosi e giorni con un maggiore apporto di carboidrati, non solo facilita la perdita di peso e il miglioramento della composizione corporea, ma contribuisce anche a ridurre il rischio di numerose condizioni croniche.

Uno degli aspetti più rilevanti della dieta chetogenica a giorni alterni è la sua capacità di migliorare i marcatori metabolici, inclusi livelli più bassi di glucosio nel sangue, miglioramento della sensibilità all'insulina e riduzione dei trigliceridi e del colesterolo LDL. Questi cambiamenti riducono significativamente il rischio di sviluppare diabete di tipo 2 e malattie cardiovascolari, due delle principali cause di morbilità e mortalità a livello globale. Inoltre, l'incremento del colesterolo HDL ("buono") offre un'ulteriore protezione contro l'aterosclerosi e le malattie cardiache.

La dieta chetogenica a giorni alterni può anche avere un impatto positivo sulla prevenzione dell'obesità e delle sue complicanze associate, come l'ipertensione, l'apnea notturna e certi tipi di cancro. La perdita di peso indotta dalla chetosi, unita al miglioramento della composizione corporea, può ridurre il carico sul cuore e sui vasi sanguigni, migliorare la funzione respiratoria e diminuire l'infiammazione, fattore di rischio per molteplici forme di cancro.

In aggiunta ai benefici fisici, la dieta chetogenica a giorni alterni può esercitare effetti positivi sulla salute mentale, compresa la riduzione del rischio di malattie neurodegenerative come l'Alzheimer e il Parkinson. La chetosi è nota per avere effetti neuroprotettivi, che possono contribuire a preservare la funzione cognitiva e rallentare la progressione di queste malattie. La stabilità dei livelli energetici e la riduzione dell'infiammazione cerebrale possono anche migliorare l'umore e ridurre l'incidenza di disturbi depressivi e ansiosi.

Infine, la dieta chetogenica a giorni alterni promuove un approccio più equilibrato e sostenibile all'alimentazione, che può avere benefici a lungo termine sulla relazione con il cibo e sull'autoregolazione alimentare. Questo può aiutare a prevenire i disturbi alimentari e promuovere un benessere generale.

Ricerche e studi a supporto della dieta chetogenica alternata

Le ricerche e gli studi condotti sulla dieta chetogenica alternata hanno fornito prove significative a sostegno dei suoi benefici per la salute, delineando un quadro scientifico che giustifica l'adozione di questo regime alimentare come strategia efficace per il miglioramento del benessere generale e la prevenzione di malattie. Questi studi hanno esaminato vari aspetti della dieta chetogenica alternata, dal suo impatto sulla perdita di peso e sul metabolismo alla sua influenza sulla salute cardiovascolare, neurologica e sul benessere generale.

Uno degli ambiti principali di ricerca riguarda la perdita di peso e la composizione corporea. Gli studi hanno dimostrato che la dieta chetogenica alternata può portare a una perdita di peso significativa e sostenibile, superiore a quella osservata con diete a basso contenuto calorico tradizionali. Questo è attribuito alla capacità della dieta di aumentare il tasso di lipolisi e di migliorare il metabolismo dei grassi, facilitando una riduzione più efficace del tessuto adiposo senza compromettere la massa muscolare.

Dal punto di vista metabolico, la ricerca ha evidenziato come la dieta chetogenica alternata migliori i marcatori di salute metabolica, inclusi la riduzione dei livelli di glucosio nel sangue, l'aumento della sensibilità all'insulina e la diminuzione dei trigliceridi e del colesterolo LDL. Questi cambiamenti contribuiscono a ridurre il rischio di sviluppare diabete di tipo 2 e malattie cardiovascolari, offrendo una strategia preventiva efficace contro queste condizioni

Nel campo della neurologia, gli studi hanno esplorato gli effetti neuroprotettivi della dieta chetogenica alternata, scoprendo che può avere un impatto positivo nella prevenzione e nel trattamento di malattie neurodegenerative come l'epilessia, l'Alzheimer e il Parkinson. Questi benefici sono attribuiti alla capacità dei corpi chetonici di ridurre l'infiammazione cerebrale, proteggere i neuroni dal danno e migliorare la funzione mitocondriale.

Inoltre, la ricerca ha investigato l'impatto della dieta chetogenica alternata sulla longevità e sulla prevenzione dell'invecchiamento. Gli studi suggeriscono che il regime alimentare può influenzare positivamente i meccanismi biologici associati all'invecchiamento, compresa la riduzione dello stress ossidativo e l'ottimizzazione della funzione autofagica, potenzialmente estendendo la durata della vita e migliorando la qualità dell'invecchiamento.

Nonostante l'evidente potenziale della dieta chetogenica alternata, è importante riconoscere che la ricerca è ancora in corso e che ulteriori studi sono necessari per comprendere appieno i suoi effetti a lungo termine e ottimizzare le modalità di applicazione. Tuttavia, i dati attuali forniscono un solido fondamento scientifico che supporta l'efficacia di questo approccio alimentare, non solo come strumento per la perdita di peso, ma anche come componente di una strategia complessiva per migliorare la salute e prevenire una vasta gamma di malattie.

Capitolo 2: Pianificazione e Preparazione

Strumenti e risorse necessarie per iniziare

Iniziare un percorso con la dieta chetogenica a giorni alterni richiede una preparazione attenta e l'accesso a strumenti e risorse che possono facilitare il successo di questo regime alimentare. Avere a disposizione gli strumenti giusti può rendere il processo più gestibile, educativo e motivante, contribuendo a una transizione più fluida verso uno stile di vita chetogenico alternato e alla creazione di un piano alimentare personalizzato che si adatti alle esigenze e agli obiettivi individuali.

Un elemento fondamentale per iniziare è l'informazione. Libri, siti web affidabili, e podcast dedicati alla dieta chetogenica offrono una vasta gamma di conoscenze che coprono i principi di base, le strategie di successo e le testimonianze di chi ha già intrapreso questo percorso. Approfondire la comprensione scientifica della chetosi, dei benefici per la salute e delle potenziali sfide aiuta a impostare aspettative realistiche e a prendere decisioni informate.

Altrettanto importante è avere strumenti per monitorare l'ingresso e il mantenimento dello stato di

25%). Nei giorni non chetogenici, si può permettere un aumento controllato dei carboidrati, bilanciando attentamente l'assunzione di macronutrienti per supportare il recupero muscolare e la ricarica delle riserve di glicogeno, senza interrompere i benefici metabolici raggiunti.

È anche importante considerare la qualità e la varietà degli alimenti inclusi nel piano. Alimenti ricchi di nutrienti, come verdure a foglia verde, grassi salutari da fonti come l'avocado e il salmone, e proteine di alta qualità, devono essere i pilastri del piano alimentare. La personalizzazione dovrebbe anche riflettere le restrizioni dietetiche individuali e le preferenze alimentari, garantendo che il piano rimanga gustoso e gratificante, per evitare la monotonia e mantenere alta la motivazione.

La pianificazione dei pasti e la preparazione anticipata giocano un ruolo cruciale nella creazione di un piano alimentare personalizzato, facilitando l'adesione alla dieta e la gestione efficace della fame e delle voglie. Avere a disposizione pasti e snack pre-pianificati aiuta a evitare scelte alimentari impulsive e meno salutari, soprattutto nei momenti di stress o di fretta.

Infine, la revisione periodica e l'adattamento del piano alimentare sono essenziali per rispondere ai cambiamenti nelle esigenze nutrizionali, nei progressi verso gli obiettivi e nelle preferenze personali. Questo approccio dinamico assicura che il piano alimentare continui a essere efficace e soddisfacente nel lungo termine.

La dispensa ideale: cosa avere e cosa evitare

Organizzare la dispensa ideale è cruciale per chi segue la dieta chetogenica a giorni alterni, poiché facilita la scelta di alimenti compatibili con il proprio piano alimentare e aiuta a evitare tentazioni che potrebbero allontanare dagli obiettivi di salute. Avere a portata di mano gli alimenti giusti e sapere quali evitare è fondamentale per mantenere una dieta equilibrata e gustosa che sostenga la chetosi nei giorni designati e permetta una reintroduzione controllata dei carboidrati nei giorni non chetogenici.

Gli alimenti da avere nella dispensa ideale includono:

Grassi Salutari: oli di qualità come l'olio d'oliva extra vergine, olio di cocco e olio di avocado sono essenziali per cucinare e condire. Noci, semi e burro di noci offrono snack nutrienti e fonti di grassi e proteine.

Proteine di Alta Qualità: carne biologica, pesce, pollame e uova forniscono proteine essenziali. Per chi segue un regime alimentare plant-based, è importante includere fonti di proteine vegetali come tofu e seitan.

Verdure a Basso Contenuto di Carboidrati: verdure come spinaci, broccoli e cavolfiori sono ricchi di nutrienti ma bassi in carboidrati, ideali per i giorni chetogenici.

Latticini a Basso Contenuto di Carboidrati: formaggi, yogurt greco e altri latticini ad alto contenuto di grassi possono essere inclusi, prestando attenzione alle porzioni per mantenere bassi i carboidrati.

Frutta a Basso Indice Glicemico: bacche come lamponi, mirtilli e fragole sono consentite in piccole quantità nei giorni chetogenici e possono essere consumate più liberamente nei giorni non chetogenici.

Gli alimenti da evitare o limitare strettamente nei giorni chetogenici includono:

Carboidrati Raffinati e Zuccheri: pane, pasta, dolci, bevande zuccherate e qualsiasi prodotto contenente zuccheri aggiunti devono essere eliminati o fortemente limitati.

Frutta ad Alto Contenuto di Zucchero: frutta come banane, mele e uva contengono elevate quantità di zuccheri e dovrebbero essere consumate solo nei giorni non chetogenici.

Legumi e Cereali Integrali: anche se nutrienti, alimenti come riso, quinoa, lenticchie e fagioli sono ricchi di carboidrati e meglio consumati nei giorni non chetogenici.

<u>*Snack Processati:*</u> alimenti confezionati e snack processati spesso contengono zuccheri nascosti e carboidrati che possono interrompere la chetosi.

Preparazione dei pasti: consigli e strategie

La preparazione dei pasti è un elemento chiave per il successo della dieta chetogenica a giorni alterni, offrendo un modo pratico per mantenere l'adesione al regime alimentare, ottimizzare l'ingestione di nutrienti e gestire efficacemente il tempo. Attraverso una pianificazione strategica e l'uso di tecniche di preparazione dei pasti, è possibile creare un ambiente che supporti gli obiettivi di salute e benessere, riducendo al contempo lo stress e la tentazione di deviare dalla dieta.

Uno dei primi passi nella preparazione dei pasti è la pianificazione settimanale. Dedicare del tempo ogni settimana per pianificare i pasti per i giorni chetogenici e non chetogenici può aiutare a garantire una varietà di alimenti nutrienti e a prevenire la monotonia alimentare. Creare un menù settimanale che includa colazioni, pranzi, cene e snack permette di fare acquisti in modo più efficiente, evitando sprechi e acquisti impulsivi di alimenti non conformi alla dieta.

La cucina in batch è un'altra strategia efficace, consentendo di preparare grandi quantità di cibo da consumare nel corso della settimana. Cucinare in anticipo proteine, verdure e basi per i pasti può risparmiare tempo durante la settimana e facilitare la composizione di pasti rapidi e nutrienti. Per esempio, cuocere una grande quantità di petto di pollo o preparare una vasta insalata di verdure permette di avere componenti pronti da assemblare rapidamente in pasti equilibrati.

L'utilizzo di contenitori per i pasti può semplificare ulteriormente il processo, consentendo di porzionare i pasti in anticipo. Questo non solo aiuta a controllare le porzioni, ma rende anche più facile afferrare un pasto equilibrato quando si è di fretta, riducendo la tentazione di ricorrere a opzioni meno salutari.

La flessibilità è fondamentale nella preparazione dei pasti, soprattutto considerando la dinamica alternata della dieta chetogenica. Avere a disposizione ingredienti versatili che possono essere facilmente adattati sia per i giorni chetogenici che non chetogenici consente di apportare modifiche all'ultimo minuto senza compromettere gli obiettivi nutrizionali. Ad esempio, una base di insalata può essere arricchita con avocado e semi di chia nei giorni chetogenici e con quinoa o frutta fresca nei giorni non chetogenici.

Infine, la creatività in cucina può mantenere elevato l'interesse per la dieta, esplorando nuove ricette e sapori che si adattino ai requisiti della dieta chetogenica a giorni alterni. Sperimentare con spezie, erbe e condimenti può trasformare anche i piatti più semplici in creazioni gustose e soddisfacenti.

Monitorare i progressi: app e diari alimentari

Monitorare i progressi attraverso l'uso di app e diari alimentari è una componente vitale della dieta chetogenica a giorni alterni, fornendo un feedback prezioso che può guidare gli aggiustamenti necessari per ottimizzare i risultati. Questa pratica non solo aiuta a rimanere fedeli agli obiettivi nutrizionali stabiliti, ma offre anche approfondimenti su come la dieta influisce sul benessere generale, sulla composizione corporea e sulle prestazioni fisiche.

L'utilizzo di app per la dieta è uno dei modi più efficaci per tracciare l'assunzione di cibo e monitorare i progressi. Queste applicazioni permettono di registrare facilmente ogni pasto e snack, calcolando automaticamente l'apporto di macronutrienti e calorie. Molte app offrono anche la possibilità di tenere traccia dell'attività fisica, del peso corporeo, dei livelli di energia e di altri indicatori di salute, come la pressione sanguigna e i livelli di glucosio nel sangue. La capacità di visualizzare queste informazioni in formati grafici o in report può motivare l'utente a continuare nel proprio percorso, evidenziando i progressi compiuti e identificando le aree che necessitano di ulteriori modifiche.

I diari alimentari cartacei rappresentano un'altra strategia utile, particolarmente apprezzata da coloro che preferiscono un approccio più tangibile o riflessivo. Scrivere manualmente ciò che si mangia e come ci si sente in relazione ai pasti può aumentare la consapevolezza delle abitudini alimentari e dei trigger emotivi che possono influenzare la dieta. Questo metodo può anche facilitare una connessione più profonda con il proprio viaggio alimentare, offrendo spazio per riflessioni personali, obiettivi e gratitudine per i progressi realizzati.

Indipendentemente dal metodo scelto, il monitoraggio regolare offre numerosi benefici. Permette di identificare modelli alimentari, come la tendenza a consumare alimenti meno ideali in momenti specifici della giornata o in risposta a determinate emozioni. Questa consapevolezza può portare a strategie mirate per affrontare queste abitudini, come la preparazione di snack sani in anticipo o lo sviluppo di tecniche di coping non alimentari per gestire lo stress o la noia.

Inoltre, tenere traccia dell'assunzione di nutrienti assicura che la dieta rimanga equilibrata e che si soddisfino tutte le esigenze nutrizionali. Questo è particolarmente importante nella dieta chetogenica a giorni alterni, dove l'equilibrio tra giorni chetogenici e non chetogenici deve essere attentamente gestito per mantenere la salute ottimale e promuovere la perdita di peso o altri obiettivi specifici.

Capitolo 3: Alimentazione e Ricette per la Fase Chetogenica

Principi di alimentazione in fase chetogenica

Adottare i principi di alimentazione in fase chetogenica significa comprendere e implementare strategie nutrizionali che supportino lo stato di chetosi, ottimizzando i benefici per la salute e massimizzando la perdita di grasso corporeo. Questa fase della dieta chetogenica a giorni alterni si concentra su un'alta assunzione di grassi salutari, un apporto moderato di proteine e una riduzione drastica dei carboidrati, per incoraggiare il corpo a utilizzare i grassi come principale fonte di energia.

Il primo principio fondamentale è la riduzione significativa dell'assunzione di carboidrati. Limitare i carboidrati a meno del 10% del totale calorico giornaliero costringe il corpo ad entrare in stato di chetosi, dove inizia a bruciare i grassi per produrre energia. Alimenti ricchi di carboidrati, come pane, pasta, cereali, zuccheri aggiunti e la maggior parte dei frutti, devono essere sostituiti con verdure a basso contenuto di carboidrati, come spinaci, cavolfiori e zucchine, che forniscono fibre essenziali, vitamine e minerali senza interrompere la chetosi.

Il secondo principio è l'incremento dell'assunzione di grassi salutari. I grassi dovrebbero costituire circa il 70-75% delle calorie totali, provenienti da fonti come olio d'oliva extra vergine, olio di cocco, noci, semi e pesce grasso. Questi grassi non solo forniscono energia, ma sono cruciali per l'assorbimento di vitamine liposolubili e per il supporto delle funzioni cerebrali e ormonali.

Un'adeguata assunzione di proteine è il terzo principio chiave. Consumare una quantità moderata di proteine, circa il 20-25% delle calorie totali, è essenziale per preservare la massa muscolare durante la perdita di peso. Fonti di proteine di alta qualità includono carne, pesce, uova e, per chi segue un regime alimentare vegetale, tofu e tempeh.

Inoltre, è importante prestare attenzione alla qualità degli alimenti consumati. Dare la priorità a cibi interi, minimamente trasformati, garantisce l'assunzione di nutrienti essenziali e riduce l'esposizione a additivi alimentari, conservanti e zuccheri raffinati, che possono avere effetti negativi sulla salute generale.

Infine, l'idratazione è un principio spesso trascurato, ma vitale, in fase chetogenica. Il passaggio a uno stato di chetosi può aumentare la diuresi, portando a una maggiore perdita di elettroliti. È quindi cruciale bere abbondante acqua e integrare, se necessario, con sali minerali, per mantenere l'equilibrio elettrolitico e prevenire la disidratazione.

Implementare questi principi di alimentazione non solo facilita il mantenimento della chetosi ma anche promuove una salute ottimale, supportando la perdita di peso, migliorando i parametri metabolici e riducendo il rischio di malattie croniche.

Suggerimenti per pasti equilibrati e nutrienti

Nell'ambito della dieta chetogenica a giorni alterni, la creazione di pasti equilibrati e nutrienti è essenziale per sostenere la salute generale, ottimizzare l'ingresso e il mantenimento della chetosi, e garantire la soddisfazione e il piacere alimentare. La chiave per raggiungere questo obiettivo sta nell'equilibrio tra macronutrienti, nella varietà degli alimenti e nella qualità nutrizionale, assicurando che ogni pasto contribuisca al benessere complessivo.

Un pasto equilibrato in fase chetogenica dovrebbe concentrarsi su un'alta assunzione di grassi salutari, una moderata assunzione di proteine e una bassa presenza di carboidrati. Ad esempio, un piatto potrebbe includere una porzione di salmone (ricco di Omega-3), accompagnato da una generosa porzione di verdure a foglia verde cotte in olio d'oliva e un'insalata laterale con avocado, offrendo un bilanciamento ottimale di grassi, proteine e carboidrati a basso indice glicemico.

Variare gli alimenti non solo previene la monotonia alimentare ma assicura anche un'ampia gamma di nutrienti essenziali. Integrare la dieta con una varietà di verdure a basso contenuto di carboidrati, fonti di grassi diversificate e proteine di alta qualità aiuta a coprire l'intero spettro di vitamine, minerali e antiossidanti necessari per il corpo.

Dare priorità ad alimenti interi e minimamente trasformati migliora significativamente la qualità nutrizionale dei pasti. Alimenti biologici, carne da allevamenti sostenibili, pesce selvatico e verdure locali e di stagione sono opzioni preferibili che possono arricchire la dieta con nutrienti densi senza aggiungere carboidrati indesiderati o sostanze chimiche nocive.

Mantenere un'adeguata idratazione e un buon equilibrio di elettroliti è fondamentale, specialmente in fase chetogenica. L'aggiunta di un pizzico di sale rosa dell'Himalaya ai pasti o il consumo di brodi ricchi di minerali può aiutare a prevenire squilibri elettrolitici, mentre l'assunzione di tisane e acqua naturale garantisce una corretta idratazione.

Esplorare nuove ricette e tecniche culinarie può rendere la dieta più interessante e gratificante. L'uso di erbe aromatiche, spezie e condimenti a basso contenuto di carboidrati può trasformare anche i piatti più semplici in creazioni deliziose, mantenendo vivo l'interesse per la dieta.

Seguendo questi suggerimenti per pasti equilibrati e nutrienti, si può facilmente incorporare la dieta chetogenica a giorni alterni nella routine quotidiana, godendo di piatti che non solo supportano gli obiettivi di salute e di peso, ma che sono anche piacevoli al palato.

Ricette creative per la fase chetogenica

Le ricette creative per la fase chetogenica sono fondamentali per mantenere l'interesse e la motivazione nella dieta, offrendo piaceri culinari che rispettano i principi chetogenici senza sacrificare il gusto. L'innovazione in cucina permette di esplorare nuovi sapori e texture, trasformando la dieta chetogenica da una semplice restrizione a un percorso gastronomico entusiasmante. Di seguito sono presentate alcune idee di ricette che combinano alimenti nutrienti e ricchi di grassi salutari con il gusto e la creatività, mantenendo il corpo in uno stato di chetosi ottimale.

Pizza Chetogenica con Base di Cavolfiore: sostituire la tradizionale base di pizza con una fatta di cavolfiore tritato, uovo e formaggio mozzarella permette di godere del piacere della pizza senza i carboidrati. Guarnire con pomodori, basilico fresco e ulteriori proteine a scelta per un pasto completo.

Tacos con Guscio di Lattuga: utilizzare foglie di lattuga come guscio per tacos è un modo eccellente per incorporare più verdure mentre si godono i sapori classici dei tacos. Riempire con carne tritata condita, avocado, formaggio grattugiato, e una salsa piccante a basso contenuto di zuccheri per una cena gustosa e conforme alla dieta chetogenica.

Smoothie al Cioccolato e Avocado: per una colazione veloce o uno snack, un frullato che combina avocado, cacao in polvere, latte di mandorla e dolcificante chetogenico può offrire un trattamento dolce ricco di grassi salutari e antiossidanti, mantenendo la sazietà per ore.

Salmone al Forno con Pesto di Noci e Zoodles: il salmone ricco di Omega-3, cotto al forno con un pesto di noci e servito su un letto di zoodles (zucchine tagliate a forma di spaghetti), offre un pasto equilibrato che soddisfa sia il palato che i requisiti nutrizionali della dieta chetogenica.

Cheesecake Chetogenico: un dessert chetogenico come la cheesecake, con base di noci e ripieno a base di formaggio cremoso, dolcificante chetogenico e vaniglia, permette di concludere il pasto con una nota dolce senza uscire dallo stato di chetosi.

Queste ricette dimostrano che seguire una dieta chetogenica non significa rinunciare alla varietà e al piacere culinario. Con un po' di creatività, è possibile creare pasti che soddisfano il desiderio di cibi interessanti e gustosi, mantenendo al contempo l'adesione ai principi chetogenici.

Gestire la fame e le voglie alimentari

Gestire la fame e le voglie alimentari è una componente essenziale per il successo a lungo termine della dieta chetogenica a giorni alterni, poiché permette di rimanere fedeli al proprio piano alimentare senza cedere a tentazioni che possono compromettere i progressi. Questa sfida può essere affrontata attraverso strategie mirate che non solo aiutano a controllare l'appetito, ma migliorano anche la relazione con il cibo, promuovendo scelte salutari e sostenibili.

Una delle prime strategie è assicurarsi di consumare pasti e snack nutrienti e sazianti. Alimenti ricchi di grassi salutari e proteine di alta qualità hanno un elevato potere saziante, rallentando la digestione e prolungando la sensazione di sazietà. Avocado, noci, semi, uova e carni magre sono esempi di alimenti che dovrebbero essere incorporati regolarmente nei pasti.

L'acqua gioca un ruolo cruciale nella gestione dell'appetito. Spesso, i segnali di fame possono essere confusi con quelli della sete. Bere un bicchiere d'acqua prima dei pasti o quando si avvertono voglie può aiutare a distinguere la fame reale dalla semplice sete, riducendo l'apporto calorico complessivo.

Incorporare nella dieta una varietà di verdure a basso contenuto di carboidrati arricchisce i pasti con fibre, vitamine e minerali, senza aggiungere molti carboidrati o calorie. Le fibre, in particolare, possono aiutare a controllare la fame, aumentando il senso di sazietà e migliorando la salute digestiva.

Stabilire una routine alimentare regolare può anche aiutare a regolare l'appetito e a ridurre le voglie. Mangiare a orari fissi ogni giorno stabilisce un ritmo per il corpo, che può ridurre la tendenza a mangiare snack fuori pasto o a cedere a voglie improvvise.

Inoltre, identificare e affrontare le cause emotive della fame è fondamentale. Stress, noia, tristezza e altre emozioni possono spingere a mangiare anche quando non si ha fame fisica. Trovare strategie alternative per gestire queste emozioni, come l'esercizio fisico, la meditazione o hobby gratificanti, può ridurre la dipendenza dal cibo come meccanismo di coping.

Infine, permettersi occasionalmente alimenti "fuori programma" in modo controllato può prevenire sentimenti di privazione che portano a binge eating. Scegliere versioni chetogeniche di alimenti desiderati o pianificare consapevolmente piccole indulgenze può aiutare a mantenere l'equilibrio psicologico senza compromettere il progresso della dieta.

Alternativa vegetale e senza glutine nella dieta chetogenica

Adattare la dieta chetogenica per includere alternative vegetali e senza glutine apre la porta a un approccio più inclusivo e flessibile alla nutrizione chetogenica, rendendola accessibile a un pubblico più ampio con diverse esigenze e preferenze dietetiche. Questa personalizzazione non solo aiuta a mantenere una dieta varia e nutritiva, ma supporta anche coloro che seguono regimi alimentari vegetali, vegani o hanno restrizioni alimentari come la celiachia o la sensibilità al glutine.

La chiave per una dieta chetogenica vegetale sta nell'individuare fonti di proteine che si allineino con i principi chetogenici. Alimenti come il tofu, il tempeh, e il seitan offrono alternative proteiche dense che possono sostituire le proteine animali nei pasti. Per chi evita tutti i prodotti animali, è importante ricordare di integrare la propria dieta con vitamina B12, ferro e acidi grassi omega-3, che possono essere più difficili da ottenere in un regime alimentare completamente vegetale.

I grassi giocano un ruolo centrale nella dieta chetogenica, e ci sono abbondanti opzioni vegetali ricche di grassi salutari. Avocado, noci, semi (come semi di chia, di lino e di canapa) e i loro oli (olio di lino, olio di canapa), così come il cocco e l'olio di oliva, sono eccellenti fonti di grassi mono e polinsaturi. Questi alimenti forniscono energia e contribuiscono al senso di sazietà, oltre a offrire benefici antinfiammatori e per la salute del cuore.

Le verdure sono un pilastro di qualsiasi dieta salutare, inclusa la versione chetogenica. Concentrarsi su verdure a basso contenuto di carboidrati come foglie verdi, broccoli, cavolfiori, zucchine e peperoni assicura l'assunzione di fibre, vitamine e minerali essenziali, mantenendo basso il totale dei carboidrati.

Per coloro che evitano il glutine, la dieta chetogenica offre naturalmente molte opzioni compatibili, dato il suo focus sulla riduzione dei carboidrati, molti dei quali sono fonti comuni di glutine. Farine senza glutine come quelle di cocco e di mandorle possono sostituire le farine a base di cereali in ricette come pane, muffin o pancakes chetogenici.

Adattare la dieta chetogenica per includere alternative vegetali e senza glutine richiede creatività e flessibilità. Esplorare nuove ricette e sperimentare con sostituti degli ingredienti consente di scoprire nuovi piatti preferiti che rispettano le restrizioni alimentari senza sacrificare il gusto o la varietà.

Incorporando questi principi, è possibile seguire una dieta chetogenica che sia non solo nutritiva e bilanciata, ma anche rispettosa delle scelte etiche e delle necessità dietetiche individuali. Questo approccio consente a chiunque di sfruttare i benefici della chetosi, indipendentemente dalle preferenze alimentari o dalle restrizioni dietetiche, promuovendo un benessere complessivo e sostenibile.

Capitolo 4: Alimentazione e Ricette per la Fase non Chetogenica

Principi di reintroduzione dei carboidrati

La reintroduzione dei carboidrati nella dieta chetogenica a giorni alterni è un passaggio delicato che richiede attenzione per mantenere i benefici raggiunti e per garantire una transizione senza intoppi verso un regime alimentare più flessibile. Questo processo mira a ristabilire una tolleranza ai carboidrati, sostenere il metabolismo e favorire un equilibrio nutrizionale, senza compromettere lo stato di salute o i progressi nella perdita di peso. Adottare principi guidati per questa fase consente di integrare i carboidrati in modo che supporti gli obiettivi di salute a lungo termine.

Uno degli aspetti più critici è la gradualità con cui reintrodurre i carboidrati nella dieta. Incrementare lentamente l'assunzione permette al corpo di adattarsi senza provocare picchi eccessivi di glucosio nel sangue o interrompere la sensibilità all'insulina migliorata durante la fase chetogenica. Iniziare con piccole quantità di carboidrati complessi, come quelli provenienti da verdure, legumi e cereali integrali, può aiutare a monitorare la risposta del corpo e regolare l'apporto di carboidrati in base alle reazioni individuali.

La qualità dei carboidrati reintrodotti è tanto importante quanto la quantità. Dando priorità a carboidrati a basso indice glicemico, ricchi di fibre, si supporta una risposta glicemica equilibrata, si promuove la sazietà e si contribuisce alla salute digestiva. Alimenti come la quinoa, l'avena integrale, i legumi e le verdure ricche di amido sono opzioni eccellenti che forniscono energia sostenuta e nutrienti essenziali.

Osservare attentamente come il corpo reagisce alla reintroduzione dei carboidrati è fondamentale. Alcune persone possono sperimentare variazioni nel livello di energia, cambiamenti nel peso o nella composizione corporea, o differenze nella tolleranza al glucosio. Aggiustare l'apporto di carboidrati in base a queste osservazioni personali permette di trovare il giusto equilibrio per il proprio corpo e stile di vita.

L'attività fisica svolge un ruolo chiave nella gestione dell'apporto di carboidrati, aumentando l'uso del glucosio come fonte di energia e migliorando la sensibilità all'insulina. Programmare l'assunzione di carboidrati in concomitanza con l'esercizio fisico può massimizzare l'utilizzo del glucosio e supportare la performance e il recupero muscolare.

La reintroduzione dei carboidrati deve essere flessibile e adattabile alle esigenze individuali, agli obiettivi di salute e al lifestyle. Ascoltare il proprio corpo e adattare la dieta in base ai risultati desiderati consente di mantenere i benefici a lungo termine della dieta chetogenica, pur reintegrando i carboidrati in modo che sostenga l'energia, il benessere e una composizione corporea ottimale.

Bilanciare i macronutrienti nella fase non chetogenica

Bilanciare i macronutrienti nella fase non chetogenica è un aspetto cruciale per massimizzare i benefici della dieta chetogenica a giorni alterni, supportando il recupero muscolare, la prestazione fisica e il benessere generale, senza compromettere i risultati ottenuti durante la fase chetogenica. Questo equilibrio consente di reintegrare i carboidrati in modo strategico, mantenendo al contempo un'adeguata assunzione di grassi e proteine, per favorire un approccio alimentare equilibrato e sostenibile.

Nella fase non chetogenica, i carboidrati vengono reintrodotti per ricaricare le riserve di glicogeno muscolare, sostenere l'energia e il recupero dopo l'esercizio. È importante scegliere carboidrati di alta qualità, come cereali integrali, legumi, frutta e verdure ricche di amido. Questi alimenti forniscono non solo energia, ma anche fibre, vitamine e minerali essenziali. L'assunzione di carboidrati dovrebbe essere proporzionale al livello di attività fisica, assicurando che vengano utilizzati efficacemente dal corpo senza promuovere l'aumento di peso.

Anche se l'assunzione di carboidrati aumenta in questa fase, è fondamentale continuare a includere grassi salutari nella dieta. Avocado, olio d'oliva extra vergine, noci e semi forniscono acidi grassi essenziali che supportano la salute del cuore, la funzione cerebrale e l'infiammazione sistemica. Questi grassi contribuiscono anche al senso di sazietà e possono aiutare a moderare l'assunzione calorica complessiva.

Le proteine continuano a essere un pilastro della dieta, essenziali per la riparazione e la crescita muscolare, soprattutto per coloro che sono attivi fisicamente. Fonti di proteine di alta qualità, come carni magre, pesce, uova e, per chi segue una dieta basata su piante, legumi e prodotti a base di soia, dovrebbero essere distribuite uniformemente nei pasti per stimolare la sintesi proteica muscolare e supportare la ripresa dopo l'esercizio.

Con l'aumento dell'assunzione di carboidrati, può variare anche il bisogno di idratazione e di elettroliti. Bere adeguata acqua e assicurarsi un buon apporto di sodio, potassio e magnesio aiuta a mantenere l'equilibrio idroelettrolitico, soprattutto in chi pratica sport o vive in climi caldi.

Bilanciare i macronutrienti richiede una certa flessibilità e l'abilità di ascoltare e interpretare i segnali del proprio corpo. Aggiustare l'apporto di macronutrienti in base agli obiettivi, alle sensazioni di benessere e ai risultati desiderati permette di personalizzare la dieta per rispondere meglio alle proprie esigenze.

Ricette e idee per la fase non chetogenica

Ecco alcune idee di ricette progettate per incorporare carboidrati di qualità, bilanciati con proteine e grassi salutari, per creare pasti soddisfacenti che supportano gli obiettivi di salute senza provocare picchi indesiderati di zucchero nel sangue.

Insalata Mediterranea con Quinoa: un'insalata ricca e colorata, che unisce quinoa cotta, pomodori ciliegia, cetrioli, olive, cipolla rossa e feta, il tutto condito con olio d'oliva e succo di limone. Questo piatto offre un equilibrio ideale di carboidrati complessi, grassi salutari e proteine, insieme a una ricca dotazione di fibre, vitamine e minerali.

Tacos di Lenticchie: utilizzando lenticchie come base per il ripieno, questi tacos offrono un'alternativa ricca di proteine e fibre ai tradizionali ripieni di carne. Serviti in tortillas di mais integrale con guacamole, salsa fresca e una spolverata di coriandolo, questi tacos soddisfano il desiderio di cibo messicano in modo nutriente.

Risotto di Orzo con Funghi e Spinaci: l'orzo perlato, una valida alternativa ai tradizionali chicchi di riso, crea un risotto cremoso e confortante arricchito con funghi, spinaci freschi e parmigiano. Questo piatto bilancia i carboidrati con abbondanti fibre e proteine, offrendo comfort senza eccessi glicemici.

Curry di Ceci e Verdure: un curry vegetariano che abbina ceci ricchi di proteine a una varietà di verdure in una salsa speziata e cremosa di cocco. Servito su un letto di riso integrale, questo piatto è un esempio perfetto di come i carboidrati possano essere integrati in modo equilibrato in pasti ricchi di nutrienti.

Buddha Bowl Vegetariano: un'esplosione di colori e sapori, questa Buddha Bowl combina diversi componenti come quinoa, verdure arrostite, avocado, edamame e semi di zucca, conditi con una vinaigrette al tahini. Questo pasto è un esempio eccellente di come un piatto possa essere sia nutriente che equilibrato, fornendo carboidrati, grassi e proteine in proporzioni ideali.

Queste ricette dimostrano che la fase non chetogenica può essere altrettanto deliziosa e soddisfacente quanto la fase chetogenica, con il vantaggio aggiunto di una maggiore varietà alimentare. La chiave è scegliere carboidrati di alta qualità e bilanciarli con altri macronutrienti per mantenere l'energia, la sazietà e la salute ottimali.

Evitare il rimbalzo glicemico: consigli e trucchi

Evitare il rimbalzo glicemico, ovvero rapidi aumenti dei livelli di glucosio nel sangue seguiti da altrettanto rapidi cali, è fondamentale durante la reintroduzione dei carboidrati nella dieta chetogenica a giorni alterni. Un controllo glicemico stabile è essenziale per mantenere l'equilibrio ormonale, sostenere la perdita di peso e prevenire le fluttuazioni di energia e umore. Di seguito sono elencati consigli e trucchi per gestire l'assunzione di carboidrati e promuovere una risposta glicemica equilibrata.

Integrare i carboidrati con fonti di proteine e grassi salutari in ogni pasto o snack può rallentare l'assorbimento del glucosio nel flusso sanguigno. Proteine come carni magre, pesci, legumi e grassi da avocado, noci, semi e olio d'oliva, creano un effetto tampone che modula la risposta glicemica.

Scegliere carboidrati complessi con un basso indice glicemico (IG), come verdure non amidacee, legumi, alcuni frutti e cereali integrali, può aiutare a mantenere stabili i livelli di zucchero nel sangue. Questi alimenti vengono metabolizzati più lentamente, fornendo un rilascio graduale di energia.

Gestire attentamente le porzioni di carboidrati è cruciale per evitare picchi di glucosio. Utilizzare strumenti come tazze dosatrici o bilance da cucina può aiutare a mantenere le porzioni sotto controllo e a adattare l'assunzione di carboidrati alle proprie esigenze metaboliche e agli obiettivi di salute.

L'esercizio fisico gioca un ruolo chiave nel migliorare la sensibilità all'insulina e nel favorire un uso efficace del glucosio da parte dei muscoli. Programmare attività fisica moderata o intensa dopo i pasti ricchi di carboidrati può aiutare a utilizzare il glucosio come energia, prevenendo i picchi glicemici.

Alimenti ad alto IG, come dolci, bevande zuccherate e prodotti da forno raffinati, dovrebbero essere consumati con moderazione, se non completamente evitati. Questi alimenti possono causare rapidi aumenti dei livelli di zucchero nel sangue e contribuire a una maggiore instabilità glicemica.

Osservare attentamente come il corpo reagisce all'introduzione di diversi tipi e quantità di carboidrati può fornire preziose indicazioni su quali alimenti favoriscono una risposta glicemica ottimale. Tenere un diario alimentare o utilizzare app per tracciare l'assunzione di cibo e le sensazioni di benessere può aiutare a individuare schemi e adattare la dieta di conseguenza.

Adottando questi approcci, è possibile reintegrare i carboidrati nella dieta minimizzando il rischio di rimbalzo glicemico e promuovendo una salute metabolica duratura.

Integrare la flessibilità alimentare nel lungo termine

Integrare la flessibilità alimentare nel lungo termine è un approccio strategico che permette di mantenere i benefici di una dieta chetogenica a giorni alterni, pur abbracciando un'ampia varietà di alimenti e adattandosi a diverse situazioni sociali e personali. Questo approccio non solo rende la dieta più sostenibile e piacevole, ma supporta anche il benessere psicologico, riducendo il senso di restrizione e aumentando la soddisfazione complessiva.

La flessibilità alimentare nel contesto di una dieta chetogenica a giorni alterni si concentra sulla capacità di variare l'apporto di macronutrienti in base alle esigenze personali, agli obiettivi di salute e al lifestyle, mantenendo al contempo un controllo consapevole delle scelte alimentari. Questa adattabilità favorisce un equilibrio tra il raggiungimento degli obiettivi di salute e la partecipazione a eventi sociali, festività e occasioni speciali senza sensi di colpa o stress.

Essere in sintonia con i segnali del proprio corpo è fondamentale per capire quali alimenti funzionano meglio per il benessere individuale. Riconoscere come diversi tipi di cibo influenzano l'energia, il sonno, la digestione e il benessere emotivo può guidare scelte alimentari più informate e personalizzate.

Anche con una maggiore flessibilità, la pianificazione rimane un elemento chiave per il successo a lungo termine. Preparare pasti e snack in anticipo che aderiscano ai principi della dieta, pur permettendo variazioni, aiuta a evitare decisioni alimentari impulsive che potrebbero non essere in linea con gli obiettivi di salute.

Integrare un'ampia varietà di alimenti da tutti i gruppi alimentari assicura che si ricevano tutti i nutrienti essenziali necessari per la salute ottimale. Includere una gamma diversificata di verdure, frutta, proteine, grassi salutari e, quando appropriato, carboidrati integrali, contribuisce alla ricchezza nutrizionale della dieta

La flessibilità non significa abbandonare la moderazione. Consumare alimenti ad alto contenuto calorico o ricchi di carboidrati con consapevolezza e in quantità controllate permette di godere delle cose che si amano senza compromettere i progressi o la salute.

Sviluppare strategie per gestire pasti fuori casa, eventi sociali e viaggi aiuta a rimanere fedeli ai propri obiettivi di salute pur partecipando attivamente alla vita sociale. Scegliere opzioni di cibo più salutari, mangiare un piccolo snack prima di eventi per ridurre la fame, o decidere consapevolmente di godersi un pasto libero sono tattiche che permettono flessibilità e controllo.

Mantenersi informati sulle ultime ricerche e raccomandazioni nutrizionali consente di adattare la dieta man mano che nuove informazioni diventano disponibili, garantendo che le scelte alimentari siano basate su conoscenze attuali e benefiche per la salute.

Incorporando questi principi di flessibilità alimentare, è possibile creare uno stile di vita alimentare che supporti la salute e il benessere nel lungo termine, promuovendo un rapporto positivo con il cibo e permettendo di vivere una vita piena e soddisfacente. Questo approccio equilibrato e adattabile garantisce che la dieta chetogenica a giorni alterni non sia solo un regime temporaneo, ma un percorso sostenibile verso la salute ottimale.

Capitolo 5: Integrare l'Esercizio Fisico nella Dieta Chetogenica Alternata

Benefici dell'attività fisica durante la dieta chetogenica

L'attività fisica svolge un ruolo cruciale nel potenziare i risultati della dieta chetogenica, offrendo benefici che vanno oltre la semplice perdita di peso. L'esercizio fisico durante la dieta chetogenica non solo aiuta a massimizzare la combustione dei grassi e a migliorare la composizione corporea, ma contribuisce anche a ottimizzare la salute metabolica, aumentare l'energia e migliorare il benessere psicologico.

La dieta chetogenica posiziona il corpo in uno stato di chetosi, dove i grassi diventano la principale fonte di energia. L'attività fisica in questo contesto può aumentare ulteriormente la capacità del corpo di utilizzare i grassi come carburante, migliorando l'efficienza metabolica e accelerando la perdita di grasso.

L'esercizio fisico regolare può aumentare la sensibilità all'insulina, riducendo il rischio di sviluppare resistenza all'insulina, una condizione comune associata a obesità, sindrome metabolica e diabete di tipo 2. Questo effetto è particolarmente vantaggioso in combinazione con la dieta chetogenica, noto per i suoi effetti positivi sul controllo della glicemia.

Nonostante alcuni possano sperimentare una riduzione temporanea della performance atletica durante la fase iniziale di adattamento alla chetosi, molti riferiscono un significativo aumento dell'energia e della resistenza una volta che il corpo si è completamente adattato a bruciare grassi come fonte primaria di energia.

L'attività fisica ha effetti ben documentati nel promuovere la salute del cuore, compresa la riduzione della pressione sanguigna e l'incremento del colesterolo HDL ("buono"). Questi benefici sono complementari agli effetti positivi della dieta chetogenica sui profili lipidici e sulla salute cardiovascolare in generale.

Oltre ai benefici fisici, l'esercizio fisico promuove il rilascio di endorfine, spesso chiamate "ormoni della felicità", che possono migliorare l'umore e ridurre lo stress e l'ansia. Questo aspetto è particolarmente rilevante per coloro che seguono una dieta chetogenica, poiché può aiutare a gestire i cambiamenti dell'umore e migliorare il benessere mentale durante la transizione alimentare.

L'esercizio, in particolare quello di resistenza, aiuta a preservare la massa muscolare durante la perdita di peso. Questo è fondamentale per mantenere un metabolismo attivo e per garantire che la maggior parte del peso perso sia sotto forma di grasso, non di tessuto muscolare prezioso.

Incorporando l'attività fisica nella dieta chetogenica, è possibile sfruttare al massimo i benefici di entrambi, promuovendo una salute ottimale, migliorando la perdita di peso e la composizione corporea, e sostenendo il benessere mentale.

Programmi di esercizio consigliati per giorni chetogenici vs. non chetogenici

L'integrazione di programmi di esercizio specifici per i giorni chetogenici rispetto ai giorni non chetogenici è un aspetto cruciale della dieta chetogenica a giorni alterni, mirato a massimizzare i benefici per la salute e ottimizzare i risultati del fitness. Adattare l'attività fisica alle variazioni dell'apporto di macronutrienti può aiutare a migliorare la performance, sostenere la perdita di grasso e mantenere la massa muscolare magra.

Durante i Giorni Chetogenici: nei giorni in cui l'assunzione di carboidrati è ridotta per mantenere lo stato di chetosi, è preferibile optare per esercizi di intensità moderata o bassa che il corpo può sostenere utilizzando i grassi come principale fonte di energia. Attività come camminare, yoga, nuoto leggero o ciclismo sono ideali perché non esauriscono eccessivamente le riserve di glicogeno e permettono al corpo di bruciare efficacemente i grassi. L'allenamento di forza può essere praticato anche in questi giorni, concentrandosi su volumi più bassi e intensità moderate per preservare la massa muscolare senza sovraccaricare il sistema energetico.

Durante i Giorni Non Chetogenici: nei giorni in cui i carboidrati vengono reintrodotti, il corpo ha a disposizione una maggiore quantità di glicogeno, rendendo questi momenti ideali per esercizi ad alta intensità che richiedono una rapida esplosione di energia, come l'allenamento ad intervalli ad alta intensità (HIIT), il sollevamento pesi pesante o le sessioni di sprint. Questi tipi di esercizio sfruttano i carboidrati come fonte di energia principale, migliorando le prestazioni e la capacità di recupero. Inoltre, l'aumento dell'attività fisica in questi giorni può aiutare a gestire l'incremento calorico derivante dall'assunzione di carboidrati, promuovendo l'utilizzo del glicogeno per il recupero muscolare e la crescita piuttosto che per il deposito di grasso.

Per un approccio bilanciato, è fondamentale ascoltare il proprio corpo e adeguare l'intensità dell'esercizio in base alle risposte fisiche e ai livelli di energia. Alternare tipologie di allenamento e includere giorni di riposo o di recupero attivo può prevenire il sovrallenamento e supportare una progressione costante verso gli obiettivi di fitness.

Adattando i programmi di esercizio ai giorni chetogenici e non chetogenici, è possibile sfruttare al meglio le variazioni dietetiche della dieta chetogenica a giorni alterni, promuovendo la salute ottimale, il miglioramento delle prestazioni fisiche e il raggiungimento degli obiettivi di composizione corporea.

Consigli per mantenere alta l'energia

Mantenere alti i livelli di energia è fondamentale non solo per sostenere un regime di esercizio fisico coerente, ma anche per navigare efficacemente nella vita quotidiana mentre si segue la dieta chetogenica a giorni alterni. Una gestione attenta dell'alimentazione, dell'idratazione, del riposo e dello stress può contribuire significativamente a ottimizzare l'energia e a migliorare la qualità della vita.

Assicurarsi che la dieta fornisca un equilibrio adeguato di macronutrienti è essenziale per mantenere l'energia. Nei giorni chetogenici, concentrarsi su un'alta assunzione di grassi salutari e proteine di qualità può aiutare a sostenere un rilascio energetico costante. Nei giorni non chetogenici, l'aggiunta di carboidrati complessi fornisce una fonte di energia prontamente disponibile, particolarmente utile per sostenere l'esercizio fisico.

L'acqua gioca un ruolo cruciale nel mantenere ottimali i livelli energetici. La disidratazione, anche lieve, può causare stanchezza e ridurre la capacità di concentrazione. Bere quantità adeguate di acqua durante il giorno e aggiustare l'assunzione in base all'attività fisica e alle condizioni climatiche è fondamentale.

Un riposo adeguato è fondamentale per il recupero muscolare e per la regolazione dei livelli energetici. Assicurarsi di avere una routine di sonno coerente, puntando a 7-9 ore di sonno di qualità ogni notte, può aiutare a ottimizzare la ripresa fisica e mentale.

Consumare piccoli snack nutrienti tra i pasti può aiutare a mantenere stabili i livelli di energia, specialmente durante i giorni ad alta attività fisica.

Livelli elevati di stress possono esaurire l'energia fisica e mentale. Pratiche di riduzione dello stress, come la meditazione, lo yoga o semplicemente dedicare tempo a hobby e attività piacevoli, possono contribuire a mantenere alta l'energia riducendo l'impatto dello stress sul corpo.

Anche l'esercizio fisico variando l'intensità e il tipo di esercizio può contribuire a mantenere l'entusiasmo e a promuovere una sensazione di vitalità e benessere.

Implementando questi consigli, è possibile sostenere e migliorare i livelli di energia durante la dieta chetogenica a giorni alterni, supportando non solo il successo della dieta e del programma di esercizio, ma anche migliorando il benessere generale e la capacità di godere appieno della vita.

Misurare l'impatto dell'esercizio sul progresso della dieta

Misurare l'impatto dell'esercizio sul progresso della dieta è essenziale per valutare l'efficacia del proprio regime di allenamento e della strategia nutrizionale, permettendo di apportare modifiche mirate per ottimizzare i risultati. Questa valutazione aiuta a comprendere come l'attività fisica influenzi la perdita di peso, la composizione corporea, i livelli di energia e il benessere generale, contribuendo a creare un programma di fitness e alimentazione personalizzato e dinamico.

Oltre alla semplice misurazione del peso, valutare la composizione corporea può fornire indicazioni più precise sull'effetto dell'esercizio fisico. L'utilizzo di bilance impedenziometriche o la caliperometria per misurare la percentuale di grasso corporeo e la massa muscolare magra può evidenziare progressi non sempre visibili sulla bilancia, come la sostituzione del grasso con il muscolo.

Tenere traccia dell'attività fisica e dell'assunzione alimentare può aiutare a correlare specifici cambiamenti nella dieta e nell'esercizio con variazioni nella composizione corporea e nei livelli energetici. Registrare tipi di esercizio, durata, intensità ed eventuali modifiche alla dieta può offrire spunti su ciò che funziona meglio per il proprio corpo.

Osservare come cambiano i livelli di energia e il senso generale di benessere in relazione all'esercizio fisico e alla dieta può fornire informazioni preziose. Periodi di stanchezza o esaurimento possono indicare la necessità di aggiustare l'apporto calorico o di carboidrati, o di modificare l'intensità o la frequenza dell'allenamento.

Monitorare indicatori fisiologici come la frequenza cardiaca a riposo, la pressione sanguigna e i livelli di glucosio nel sangue può offrire ulteriori indicazioni sull'impatto dell'esercizio e della dieta sulla salute generale. Miglioramenti in questi parametri possono riflettere progressi significativi verso gli obiettivi di salute e fitness.

Non sottovalutare l'importanza delle reazioni emotive e psicologiche all'esercizio e alla dieta. Sentirsi più fiduciosi, motivati e positivi può essere un indicatore importante del successo del regime adottato, suggerendo che gli adattamenti al programma di allenamento e alla strategia nutrizionale stanno contribuendo al benessere complessivo.

Valutare l'impatto dell'esercizio sul progresso della dieta richiede un approccio olistico che consideri fattori fisici, fisiologici ed emotivi, permettendo di affinare continuamente il programma per soddisfare le esigenze individuali e promuovere la salute e il benessere a lungo termine.

Prevenire gli infortuni e gestire la fatica

Implementando strategie mirate, è possibile ridurre il rischio di infortuni e gestire efficacemente la fatica, garantendo così che l'esercizio fisico rimanga una parte piacevole e produttiva della routine quotidiana.

Iniziare ogni sessione di allenamento con un riscaldamento che aumenti gradualmente la frequenza cardiaca e prepari i muscoli e le articolazioni all'attività può ridurre significativamente il rischio di infortuni. Allo stesso modo, terminare l'allenamento con una fase di defaticamento che includa stretching può aiutare a prevenire la rigidità muscolare e migliorare la flessibilità.

Aumentare gradualmente l'intensità e la durata dell'esercizio fisico può aiutare il corpo ad adattarsi senza sovraccarico. Seguire il principio della progressione graduale evita di mettere sotto stress eccessivo i muscoli e le articolazioni, riducendo il rischio di infortuni.

Mantenere un'adeguata idratazione e assicurare che la dieta fornisca tutti i nutrienti essenziali sono fondamentali per sostenere l'attività fisica e la ripresa. Durante una dieta chetogenica, può essere particolarmente importante integrare elettroliti come sodio, potassio e magnesio, che possono essere perduti più rapidamente.

Assegnare un'adeguata importanza al riposo e al recupero può prevenire l'esaurimento e la fatica eccessiva. Incorporare giorni di riposo o attività a bassa intensità nella routine di allenamento può aiutare i muscoli a ripararsi e rafforzarsi. Inoltre, assicurarsi di ottenere abbastanza sonno di qualità ogni notte è essenziale per il recupero fisico e mentale.

Essere sintonizzati con i segnali del proprio corpo e saper riconoscere la differenza tra il dolore normale dell'allenamento e i segnali di un possibile infortunio è cruciale. Se si avverte dolore o disagio insolito, è importante fare una pausa e consultare un professionista se necessario.

Alternare tipi di esercizi e modalità di allenamento non solo previene la monotonia, ma riduce anche il rischio di infortuni da sovraccarico. L'incorporazione di una varietà di attività fisiche assicura che diversi gruppi muscolari vengano allenati in modo equilibrato.

Pratiche come lo yoga, la meditazione e tecniche di respirazione possono aiutare a gestire lo stress e promuovere il rilassamento muscolare, riducendo il rischio di infortuni legati alla tensione e migliorando la qualità del sonno e del recupero.

Adottando questi approcci per prevenire gli infortuni e gestire la fatica, è possibile garantire che l'esercizio fisico rimanga una componente salutare e sostenibile della vita.

Capitolo 6: Superare le Sfide e le Difficoltà

Comuni ostacoli e come superarli

Affrontare e superare i comuni ostacoli è un aspetto cruciale del successo a lungo termine nella dieta chetogenica a giorni alterni. Riconoscere queste sfide e sviluppare strategie efficaci per gestirle può aiutare a mantenere la motivazione, promuovere progressi continui e sostenere il benessere complessivo.

degli ostacoli più comuni è la sensazione di essere limitati dalle restrizioni alimentari. Per superare questo ostacolo, è utile concentrarsi sulla varietà e sulla creatività in cucina. Esplorare nuove ricette chetogeniche e sperimentare con sostituti a basso contenuto di carboidrati può rinnovare l'entusiasmo per il cibo e mantenere la dieta interessante e soddisfacente.

Le voglie di cibi ricchi di carboidrati possono essere particolarmente intense nei primi stadi della dieta o durante i giorni chetogenici. Aumentare l'assunzione di grassi salutari e proteine può aiutare a migliorare la sazietà. Inoltre, avere a disposizione snack chetogenici sani e pianificare i pasti può prevenire decisioni alimentari impulsivo.

Le situazioni sociali possono presentare sfide quando le opzioni alimentari disponibili non sono compatibili con la dieta chetogenica. Prepararsi in anticipo mangiando un pasto chetogenico prima di eventi sociali o portando con sé opzioni compatibili può aiutare a navigare queste situazioni senza compromettere il proprio regime alimentare.

La perdita di motivazione può derivare da aspettative non realistiche o da progressi più lenti del previsto. Stabilire obiettivi a breve termine, celebrare i successi, anche i più piccoli, e ricordare i motivi personali per aver intrapreso la dieta chetogenica possono rafforzare la motivazione.

L'adattamento a un regime di esercizio fisico regolare può essere difficile, soprattutto durante la fase di adattamento alla chetosi. Ascoltare il proprio corpo e adeguare l'intensità dell'esercizio può aiutare a gestire la fatica. Inoltre, assicurarsi un'adeguata idratazione e un corretto apporto di elettroliti può sostenere i livelli energetici.

Affrontare periodi in cui la perdita di peso sembra arrestarsi può essere frustrante. In questi momenti, è importante rivedere e potenzialmente aggiustare l'apporto calorico, l'equilibrio dei macronutrienti o l'intensità dell'esercizio fisico. A volte, piccoli aggiustamenti possono riavviare il progresso.

Identificare e sviluppare strategie per superare questi ostacoli comuni può migliorare notevolmente l'esperienza complessiva con la dieta chetogenica a giorni alterni, contribuendo a un maggiore successo a lungo termine.

Gestire i periodi di stallo e i plateau di peso

Questi momenti possono essere fonte di frustrazione e scoraggiamento, ma con approcci strategici e una mentalità positiva, è possibile superarli e continuare verso il raggiungimento degli obiettivi di salute e benessere.

Uno dei primi passi per superare un plateau di peso è rivedere l'apporto calorico giornaliero. Con la perdita di peso, il fabbisogno calorico del corpo può diminuire, rendendo necessario un aggiustamento delle calorie consumate per continuare a perdere peso. Utilizzare un diario alimentare o un'app per monitorare l'assunzione può aiutare a identificare dove apportare modifiche.

Aumentare o variare il tipo di esercizio fisico può stimolare il corpo e rompere il plateau. Se l'attività fisica è diventata routinaria, introdurre nuove forme di esercizio o aumentare l'intensità può accelerare il metabolismo e promuovere ulteriori perdite di peso.

Assicurarsi che la distribuzione dei macronutrienti sia ottimale è fondamentale. In alcuni casi, piccoli aggiustamenti nella proporzione di grassi, proteine e carboidrati, specialmente durante i giorni non chetogenici, possono fare la differenza nel superare un plateau.

Integrare periodi di digiuno intermittente con la dieta chetogenica a giorni alterni può offrire una spinta metabolica. Il digiuno intermittente può aumentare la sensibilità all'insulina e aiutare il corpo a utilizzare più efficacemente i grassi come fonte di energia.

Lo stress cronico e il sonno inadeguato possono influenzare negativamente il metabolismo e la perdita di peso. Pratiche di riduzione dello stress e garantire un sonno adeguato e di qualità possono migliorare la perdita di peso e aiutare a superare i plateau.

È importante ascoltare i segnali del proprio corpo e riconoscere quando potrebbe essere necessario un periodo di riposo o recupero. A volte, dare al corpo il tempo di adattarsi può essere tutto ciò che serve per superare un periodo di stallo.

Cercare Supporto: Condividere le proprie esperienze e sfide con una comunità di supporto o con un professionista può offrire nuove prospettive e motivazione per continuare.

Affrontare i plateau di peso con pazienza, persistenza e una strategia ben pianificata può trasformare questi ostacoli in opportunità di apprendimento e crescita personale.

L'importanza del supporto sociale e come ottenerlo

L'importanza del supporto sociale nel percorso di una dieta, in particolare nella dieta chetogenica a giorni alterni, non può essere sottovalutata. Avere una rete di supporto può fare una grande differenza nel superare le sfide, celebrare i successi e mantenere la motivazione nel tempo. Il supporto sociale può provenire da varie fonti, inclusi amici, famiglia, gruppi di supporto online e professionisti della salute, ed è fondamentale per incoraggiare e sostenere l'individuo attraverso le varie fasi del suo viaggio verso il benessere.

Parlare apertamente degli obiettivi di salute e benessere con amici e familiari. Condividere le proprie aspirazioni può non solo rendere più reale l'impegno preso, ma può anche incoraggiare gli altri a fornire sostegno e comprensione nelle sfide quotidiane.

Unirsi a gruppi di supporto online o comunità locali che condividono obiettivi simili può offrire una fonte inestimabile di motivazione e consigli pratici. Questi gruppi possono essere particolarmente utili per scambiare ricette, strategie di gestione degli ostacoli e successi personali, creando un senso di appartenenza e comprensione reciproca.

Coinvolgere i membri della famiglia nella pianificazione dei pasti e nelle attività fisiche può non solo facilitare la logistica della gestione della dieta, ma anche aumentare il supporto emotivo e la motivazione.

Riconoscere e celebrare i traguardi raggiunti è cruciale per mantenere alta la motivazione. Condividere questi successi con la propria rete di supporto può rafforzare i legami sociali e incentivare un feedback positivo, che alimenta ulteriormente la determinazione a proseguire nel percorso.

Mantenere la motivazione nel tempo

Mantenere la motivazione nel tempo è fondamentale per il successo a lungo termine di qualsiasi percorso di benessere, inclusa la dieta chetogenica a giorni alterni. La motivazione può fluttuare a causa di diversi fattori, come la routine, le sfide non previste o periodi di stallo nei progressi. Tuttavia, ci sono strategie efficaci per rinnovare la motivazione e rimanere concentrati sugli obiettivi di salute e benessere.

Definire obiettivi specifici, misurabili, raggiungibili, rilevanti e temporaneamente definiti (SMART) può offrire una direzione chiara e renderne più facile il monitoraggio dei progressi. Celebrare i piccoli traguardi raggiunti lungo il percorso verso obiettivi più grandi può fornire gratificazione immediata e rinnovare la motivazione.

Riflettere regolarmente sulle ragioni personali che hanno spinto ad iniziare la dieta può rafforzare la determinazione.

Ascoltare o leggere storie di successo di altre persone che hanno affrontato e superato sfide simili può essere incredibilmente motivante. Trovare modelli di ruolo o mentori può anche offrire preziose strategie pratiche per superare gli ostacoli.

La monotonia può portare a una perdita di interesse e diminuire la motivazione. Variare la routine di esercizio, sperimentare nuove ricette o modificare l'approccio alla dieta possono reintrodurre l'entusiasmo e l'interesse, mantenendo vivo il percorso verso il benessere.

Essere gentili con se stessi nei momenti di difficoltà o di fallimento è cruciale. Riconoscere che i percorsi di benessere sono spesso non lineari e accettare gli alti e bassi può ridurre la frustrazione e prevenire la rinuncia.

Stabilire un sistema di ricompense per i traguardi raggiunti che non siano legate al cibo può promuovere il benessere e rafforzare la motivazione. Che si tratti di un nuovo libro, un'esperienza o del tempo dedicato a un hobby, queste ricompense possono servire da incentivo per continuare a perseguire gli obiettivi.

Implementando queste strategie, è possibile mantenere la motivazione nel tempo, affrontando le sfide con resilienza e continuando a fare progressi verso gli obiettivi di salute e benessere. Il passaggio successivo.

Strategie di coping per la gestione dello stress e dell'ansia alimentare

La gestione dello stress e dell'ansia alimentare è fondamentale per il successo di qualsiasi piano dietetico o di benessere, inclusa la dieta chetogenica a giorni alterni. Lo stress e l'ansia possono non solo compromettere la capacità di aderire a scelte alimentari salutari, ma possono anche avere un impatto negativo sulla salute fisica e mentale. Adottare strategie efficaci di coping può aiutare a gestire questi sentimenti e promuovere un rapporto più sano con il cibo.

Praticare la mindfulness può aiutare a riconoscere e accettare le proprie esperienze emotive senza giudizio, riducendo l'impulso di rivolgersi al cibo come meccanismo di coping. Tecniche come la consapevolezza alimentare, che coinvolgono mangiare lentamente e senza distrazioni, possono aumentare la soddisfazione del pasto e prevenire l'overeating.

Metodi come la respirazione profonda, la meditazione o lo yoga possono ridurre efficacemente i livelli di stress e ansia. Queste pratiche aiutano a calmare la mente e a ridurre la tensione fisica, diminuendo la probabilità di ricorrere al cibo per gestire le emozioni.

L'attività fisica è un potente antistress naturale. Trovare una forma di esercizio che si gode può non solo migliorare la salute fisica, ma può anche servire come un'efficace valvola di sfogo per lo stress e l'ansia, riducendo la tentazione di mangiare emotivamente.

Tenere un diario delle emozioni può aiutare a identificare i trigger dello stress o dell'ansia alimentare e a riconoscere modelli o abitudini. Questa consapevolezza può essere il primo passo per sviluppare strategie di coping più efficaci e per stabilire un rapporto più sano con il cibo.

In alcuni casi, lavorare con un terapista o un consulente specializzato in disturbi alimentari o in tecniche di gestione dello stress può offrire supporto e strumenti aggiuntivi per affrontare l'ansia alimentare. Questi professionisti possono fornire strategie personalizzate per affrontare le radici emotive del comportamento alimentare.

Adottare un approccio multifattoriale alla gestione dello stress e dell'ansia legati all'alimentazione può migliorare non solo l'aderenza alla dieta e il successo del piano di benessere, ma anche la qualità della vita in generale. Implementare queste strategie può aiutare a costruire un rapporto più equilibrato e soddisfacente con il cibo, supportando il benessere complessivo e promuovendo un percorso di salute sostenibile.

Capitolo 7: Salute Mentale e Benessere Emotivo

Relazione tra dieta, salute mentale e benessere emotivo

La relazione tra dieta, salute mentale e benessere emotivo è un campo di studio sempre più riconosciuto per il suo impatto significativo sul benessere complessivo dell'individuo. Una dieta bilanciata e nutriente non solo supporta la salute fisica, ma gioca anche un ruolo cruciale nel modulare l'umore, la cognizione e la resilienza emotiva. La comprensione di come gli alimenti consumati influenzano la salute mentale può offrire strategie potenti per migliorare la qualità della vita e il benessere psicologico.

Gli alimenti ricchi di nutrienti essenziali, come acidi grassi omega-3, antiossidanti, vitamine e minerali, hanno dimostrato di sostenere la funzione cerebrale e di ridurre i sintomi di disturbi mentali come depressione e ansia. Omega-3, in particolare, trovati in abbondanza in pesci grassi, semi di lino e noci, sono noti per le loro proprietà antinfiammatorie e il loro ruolo nel sostenere la salute neuronale e la regolazione dell'umore.

Mentre una dieta chetogenica limita l'assunzione di carboidrati, è importante notare che i carboidrati hanno un ruolo nella produzione di serotonina, un neurotrasmettitore che contribuisce alla sensazione di felicità e benessere. La scelta di carboidrati a basso indice glicemico nei giorni non chetogenici può sostenere livelli stabili di zucchero nel sangue e umore.

Un'elevata assunzione di zuccheri e alimenti ultra-processati può avere effetti negativi sulla salute mentale, contribuendo a fluttuazioni dell'umore, irritabilità e un aumentato rischio di disturbi dell'umore. Limitare questi alimenti può aiutare a mantenere l'equilibrio emotivo e promuovere una maggiore stabilità dell'umore.

Pratiche come il digiuno intermittente, spesso integrate nella dieta chetogenica, possono migliorare la salute mentale attraverso meccanismi come la riduzione dell'infiammazione e la promozione della neurogenesi. Queste pratiche possono anche migliorare la chiarezza mentale e la concentrazione.

La dieta influisce non solo sulla composizione chimica e sul funzionamento del cervello, ma anche sulla percezione del proprio corpo e sul benessere emotivo. Nutrire il corpo con cibo sano può aumentare l'autostima e promuovere un rapporto positivo con il cibo e con sé stessi.

Inoltre, la ricerca ha evidenziato una connessione tra la dieta, la microbiota intestinale e la salute mentale. Una dieta ricca di fibre, fermentati e nutrienti essenziali può sostenere una microbiota sana, che a sua volta è stata collegata a miglioramenti nell'umore e nella funzione cognitiva.

Integrare questi principi nella dieta chetogenica a giorni alterni può non solo ottimizzare la salute fisica ma anche sostenere una mente sana e un benessere emotivo

Tecniche di mindfulness e consapevolezza alimentare

Le tecniche di mindfulness e consapevolezza alimentare sono strumenti potenti che possono migliorare significativamente il rapporto con il cibo e l'esperienza dell'alimentazione, portando benefici tanto alla salute fisica quanto a quella mentale. Queste pratiche incoraggiano una maggiore attenzione e presenza durante i pasti, promuovendo scelte alimentari più consapevoli e una maggiore soddisfazione e apprezzamento per il cibo.

La mindfulness alimentare si concentra sull'essere pienamente presenti durante il pasto, prestando attenzione alle sensazioni fisiche di fame e sazietà, ai sapori, agli odori e alle texture del cibo. Questo approccio aiuta a rallentare il ritmo dei pasti, facilita la digestione e può prevenire l'overeating, promuovendo al contempo un maggiore apprezzamento per il cibo.

Imparare a distinguere tra fame fisica e fame emotiva è importante per sviluppare un rapporto sano con il cibo. La fame fisica si manifesta gradualmente e può essere saziata con vari alimenti, mentre la fame emotiva tende a insorgere all'improvviso e spesso desidera cibi specifici, di solito poco salutari. Riconoscere questi segnali può aiutare a prendere decisioni alimentari basate sulle reali necessità del corpo.

Quando si notano schemi di alimentazione emotiva o scelte alimentari non ideali, è importante rispondere con gentilezza e senza giudizio. Approcciarsi a sé stessi con compassione e curiosità invece che con autocritica può incoraggiare un apprendimento positivo e un miglioramento continuo del rapporto con il cibo.

Praticare regolarmente esercizi di mindfulness, come la meditazione focalizzata sul respiro o la scansione corporea, può migliorare la capacità di essere presenti durante i pasti e ridurre lo stress, che spesso contribuisce all'alimentazione emotiva. Anche semplici pratiche, come fare tre respiri profondi prima di iniziare a mangiare, possono centrare l'attenzione e favorire una maggiore consapevolezza.

L'ambiente in cui si mangia può influenzare significativamente l'esperienza del pasto. Creare un ambiente tranquillo e privo di distrazioni, come spegnere la TV e mettere via i dispositivi elettronici, può aiutare a concentrarsi sul cibo e sulla pratica di mangiare consapevolmente.

Prima di mangiare, prendersi un momento per osservare il cibo, notare i colori, gli odori e persino immaginare i sapori può intensificare l'esperienza sensoriale del mangiare e aumentare la gratitudine per il nutrimento che si sta per ricevere.

Incorporando tecniche di mindfulness e consapevolezza alimentare nella routine quotidiana, è possibile costruire un rapporto più sano ed equilibrato con il cibo, caratterizzato da maggiore soddisfazione, minori episodi di alimentazione emotiva e una migliore salute generale.

Gestire il rapporto con il cibo e l'immagine corporea

Gestire il rapporto con il cibo e l'immagine corporea richiede un approccio olistico che riconosce e affronta la complessità delle emozioni, delle credenze e dei comportamenti legati all'alimentazione e alla percezione di sé. Questo tema è particolarmente pertinente in un contesto di dieta e benessere, dove le aspettative personali e sociali possono influenzare profondamente il benessere emotivo e la soddisfazione personale.

L'accettazione del proprio corpo come è attualmente, indipendentemente dai progressi verso un obiettivo di peso o forma fisica, è fondamentale per il benessere psicologico. Questo non significa rinunciare agli obiettivi di salute, ma piuttosto riconoscere e celebrare il corpo per le sue capacità e il suo valore intrinseco, al di là dell'aspetto estetico.

Focalizzarsi sulle funzioni e sulle capacità del proprio corpo, anziché sui difetti percepiti, può promuovere una maggiore gratitudine e apprezzamento. Tecniche come scrivere un diario della gratitudine focalizzato sul corpo possono aiutare a spostare l'attenzione dalle preoccupazioni estetiche ai positivi contributi del corpo alla propria vita.

Parlare delle proprie lotte con l'immagine corporea e il rapporto con il cibo con amici fidati, gruppi di supporto o professionisti della salute mentale può fornire conforto, comprensione e strategie pratiche per affrontare questi problemi in modo costruttivo.

Pratiche di mindfulness possono aiutare a connettersi con il momento presente e con le sensazioni fisiche, riducendo l'iperfocalizzazione sull'aspetto esteriore. Incorporare forme di movimento che si godono veramente, anziché come punizione o solo per il controllo del peso, può migliorare la relazione con l'esercizio fisico e il proprio corpo.

Riconoscere e celebrare i propri successi, indipendentemente dalla scala o dalla forma fisica, può rafforzare la motivazione e l'autostima. Questo include il riconoscimento di miglioramenti nella forza, nella flessibilità, nelle prestazioni sportive o semplicemente nel mantenimento di abitudini alimentari sane.

L'importanza del sonno e del riposo adeguato

Il sonno e il riposo adeguato sono pilastri fondamentali del benessere generale, influenzando profondamente la salute fisica, mentale ed emotiva. Nell'ambito di un regime di dieta chetogenica a giorni alterni, la qualità del sonno assume un'importanza ancora maggiore, poiché il corpo sperimenta adattamenti metabolici che possono essere supportati da un riposo ottimale.

La ricerca ha dimostrato una forte correlazione tra sonno adeguato e successo nella perdita di peso. La privazione del sonno può disturbare gli ormoni dell'appetito portando a un aumento della fame e della propensione per cibi ad alta densità calorica. Assicurare un riposo sufficiente può aiutare a regolare questi ormoni, sostenendo gli sforzi di perdita di peso.

Un sonno di qualità contribuisce a ottimizzare il metabolismo del glucosio e la sensibilità all'insulina, fattori chiave nel mantenimento dell'equilibrio energetico e nella prevenzione di condizioni metaboliche come il diabete di tipo 2. Il sonno supporta anche la capacità del corpo di rimanere in uno stato di chetosi più efficacemente.

Durante il sonno, il corpo svolge processi critici di riparazione e recupero muscolare, essenziali per chi segue un programma di esercizio fisico regolare. Il sonno profondo stimola la secrezione dell'ormone della crescita, che aiuta nella rigenerazione dei tessuti e nella costruzione della massa muscolare magra.

La qualità del sonno ha un impatto diretto sulla salute mentale, influenzando l'umore, la cognizione e la resilienza allo stress. Un sonno adeguato può migliorare la concentrazione, la memoria e la capacità di gestire emozioni negative, riducendo il rischio di ansia e depressione.

Strategie per Migliorare il Sonno:

- Stabilire una routine serale rilassante che può includere pratiche di riduzione dello stress come la lettura, il bagno caldo o la meditazione.

- Mantenere un ambiente di sonno confortevole, fresco, buio e silenzioso.

- Limitare l'esposizione alla luce blu degli schermi elettronici prima di andare a letto, poiché può disturbare i ritmi circadiani.

- Evitare cibi pesanti, caffeina e alcol nelle ore serali, che possono interferire con la qualità del sonno.

- Incorporare periodi di riposo attivo e di recupero nell'allenamento può prevenire il sovrallenamento e supportare la salute muscolare e articolare, migliorando complessivamente la qualità del riposo notturno.

Riconoscendo l'importanza del sonno e del riposo adeguato, è possibile sostenere non solo gli obiettivi di perdita di peso e fitness, ma anche promuovere un benessere olistico duraturo

Strategie per un approccio olistico al benessere

Adottare un approccio olistico al benessere significa considerare la persona nella sua interezza, integrando aspetti fisici, mentali, emotivi e spirituali per promuovere la salute e il benessere complessivi. Questo approccio riconosce che tutti questi elementi sono interconnessi e che miglioramenti in un'area possono influenzare positivamente le altre.

Una dieta equilibrata che fornisce tutti i nutrienti essenziali, unita a un regime di esercizio fisico regolare e adatto alle proprie capacità e preferenze, costituisce la base per il mantenimento della salute fisica. È importante ascoltare il proprio corpo e adattare alimentazione e attività fisica in base alle sue esigenze mutevoli.

Tecniche di riduzione dello stress come la meditazione, la mindfulness, lo yoga o semplicemente trascorrere tempo nella natura possono aiutare a mantenere l'equilibrio emotivo. Riconoscere e affrontare le proprie emozioni, cercare il supporto sociale e praticare l'autocompassione sono elementi chiave per la salute mentale.

Le relazioni con gli altri giocano un ruolo cruciale nel benessere. Costruire e mantenere relazioni significative, sia personali che professionali, può fornire supporto, ridurre lo stress e aumentare i sentimenti di appartenenza e felicità.

Il sonno di qualità e il riposo sono essenziali per il recupero fisico e mentale. Implementare buone pratiche di igiene del sonno e assicurarsi di dedicare tempo al relax e al recupero può migliorare l'energia, l'umore e la funzione cognitiva.

Esplorare e coltivare la propria spiritualità o senso di scopo può arricchire la vita e offrire forza e conforto. Ciò può includere la pratica della religione, la meditazione, la connessione con la natura o qualsiasi attività che nutra un senso di pace interiore e connessione con qualcosa di più grande di sé.

L'apprendimento continuo e lo sviluppo di nuove competenze o hobby possono contribuire al benessere cognitivo e aumentare la sensazione di realizzazione personale. Stabilire obiettivi di crescita personale e professionale può fornire direzione e motivazione.

Praticare regolarmente l'autocura attraverso attività che nutrono corpo, mente e spirito è essenziale. Ciò può variare da semplici piaceri come leggere un libro o fare un bagno caldo, a pratiche di cura personale più strutturate come programmi di benessere o trattamenti di bellezza.

Adottando queste strategie per un approccio olistico al benessere, è possibile costruire una vita più equilibrata e soddisfacente, dove la salute fisica, mentale, emotiva e spirituale sono interconnesse e reciprocamente rafforzate. Questo approccio globale al benessere supporta non solo la prevenzione delle malattie, ma anche un senso di gioia, soddisfazione e appagamento nella vita quotidiana.

Capitolo 8: Un Prezioso Aiuto in Cucina

Suggerimenti per Ogni Momento della Giornata

Incorporare ricette versatili e rapide nella propria dieta è fondamentale per mantenere l'adesione a un regime alimentare, specialmente quando si alterna tra giorni chetogenici e non chetogenici.

Per le colazioni chetogeniche, le opzioni possono includere omelette con verdure e avocado, ricche di proteine e grassi sani per iniziare la giornata con energia, o smoothie a base di latte di cocco, spinaci, e proteine in polvere per chi è sempre in movimento. Questi pasti non solo si preparano rapidamente ma offrono anche l'apporto nutrizionale necessario per sostenere lo stato di chetosi.

Nei giorni non chetogenici, una colazione può essere composta da pancakes di avena e banana, facili da realizzare e perfetti per reintegrare i carboidrati. Questi pancakes possono essere arricchiti con frutta fresca o un tocco di miele per una dolcezza naturale, fornendo energia prolungata per la giornata.

Per i pranzi, una ricetta veloce chetogenica potrebbe essere una insalata di pollo con noci e un condimento al limone, che combina proteine, grassi e verdure a foglia in un pasto semplice ma nutriente. Nei giorni non chetogenici, un wrap integrale con tacchino, hummus e verdure croccanti offre un pranzo equilibrato e soddisfacente, facile da assemblare anche per chi pranza fuori casa.

Le cene possono variare da spiedini di gamberi e verdure alla griglia, che si preparano in meno di 20 minuti e sono ideali per una cena leggera e proteica, a una quinoa bowl con fagioli neri, avocado e pomodorini nei giorni non chetogenici, per un pasto ricco di fibre e nutrienti essenziali.

Per gli snack, le opzioni chetogeniche includono mini-cheesecake senza cottura a base di formaggio cremoso e frutti di bosco, mentre nei giorni più ricchi di carboidrati, le barrette energetiche fatte in casa con avena, noci e semi possono offrire uno spuntino pratico e energizzante.

Questi suggerimenti sono stati selezionati non solo per la loro facilità di preparazione ma anche per assicurare una varietà nutrizionale che supporti sia i giorni chetogenici che non, promuovendo un approccio flessibile alla dieta che non sacrifica il piacere della tavola. Integrare questi pasti nel proprio regime alimentare significa poter godere di una dieta varia e gustosa che si adatta perfettamente allo stile di vita di ciascuno, facilitando così il percorso verso il benessere e il mantenimento dei risultati a lungo termine.

Variazioni sulle Ricette

Adattare le ricette per soddisfare diverse esigenze dietetiche o per utilizzare ingredienti disponibili è essenziale per chiunque desideri mantenere un'alimentazione equilibrata e interessante, soprattutto quando si segue un piano alimentare specifico come la dieta chetogenica a giorni alterni. Questa flessibilità non solo garantisce che si possano rispettare le proprie esigenze e preferenze alimentari, ma permette anche di variare la dieta in base alla stagionalità e alla disponibilità di ingredienti, arricchendo l'esperienza culinaria.

Per esempio, per adattare le ricette a un regime vegetariano, si possono sostituire le proteine animali con alternative vegetali ricche di proteine come tofu, tempeh o seitan nei piatti principali. Questi sostituti offrono non solo il necessario apporto proteico ma possono anche essere marinati o cucinati in modi che ne esaltano il sapore, rendendoli gustosi per vegetariani e non. Per le diete senza lattosio, l'utilizzo di latte e derivati vegetali, come il latte di mandorla, cocco o avena, permette di preparare smoothie, dolci e salse senza rinunciare alla cremosità e al gusto.

Quando invece si tratta di utilizzare ingredienti disponibili, l'abilità sta nell'essere creativi con ciò che si ha a disposizione. Ad esempio, se una ricetta richiede un certo tipo di verdura non disponibile, si può sostituire con un'altra simile in termini di consistenza e sapore. La sostituzione di spinaci con bietole, o l'uso di zucchine al posto dei peperoni in una ricetta, sono esempi di come si possa mantenere la varietà nutrizionale e il piacere del palato, anche quando si devono fare delle modifiche.

Questo approccio non solo rende la cucina più sostenibile, minimizzando gli sprechi alimentari e valorizzando gli ingredienti a disposizione, ma incoraggia anche una maggiore sperimentazione e scoperta di nuovi sapori, arricchendo il proprio repertorio culinario. In definitiva, adattare le ricette in base alle esigenze dietetiche o agli ingredienti disponibili è un'arte che rende il percorso verso il benessere più accessibile, piacevole e personalizzato, assicurando che il cibo continui a essere una fonte di gioia e nutrimento.

Come Fare la Spesa

Fare la spesa in modo efficiente ed economico richiede un approccio organizzato e consapevole, soprattutto quando si segue un regime alimentare specifico come la dieta chetogenica a giorni alterni. Selezionare ingredienti versatili e di stagione è la chiave per massimizzare sia il valore nutrizionale dei pasti sia il risparmio economico. Questi ingredienti possono essere utilizzati in diverse ricette, riducendo gli sprechi e aumentando la varietà della dieta.

Iniziare con una pianificazione accurata dei pasti per la settimana è il primo passo: questo non solo aiuta a evitare acquisti impulsivi ma assicura anche che ogni ingrediente acquistato abbia uno scopo specifico. Creare una lista della spesa basata su questa pianificazione impedisce di dimenticare elementi essenziali e di acquistare alimenti superflui che potrebbero non essere utilizzati.

Optare per ingredienti di stagione non solo garantisce freschezza e sapore ma contribuisce anche a ridurre i costi, poiché gli alimenti fuori stagione tendono ad essere più costosi a causa dei maggiori costi di trasporto e conservazione. Verdure come zucchine, peperoni e foglie verdi possono essere utilizzate in una varietà di piatti, da insalate a zuppe a contorni, e possono essere facilmente adattate sia per i giorni chetogenici che non.

Incorporare ingredienti versatili come uova, avocado e diversi tipi di noci nella propria spesa permette di avere a disposizione opzioni nutrizionalmente ricche e flessibili per colazioni, snack e altri pasti. Questi alimenti possono essere trasformati in una moltitudine di ricette, dalla semplice colazione a piatti più elaborati.

Infine, considerare l'acquisto di alcuni prodotti in bulk o alla spina, come noci, semi e legumi, può offrire un risparmio significativo. Questa strategia non solo riduce il costo per unità ma contribuisce anche a ridurre gli imballaggi, sostenendo uno stile di vita più sostenibile.

Attraverso una pianificazione attenta, la selezione di ingredienti di stagione e versatili, e l'acquisto consapevole, è possibile godere di una dieta varia e nutriente senza compromettere il budget.

Tecniche di Cucina

L'adozione di tecniche di cucina che preservano i nutrienti e migliorano il sapore garantiscono che ogni pasto contribuisca al benessere senza sacrificare il gusto. Metodi di cottura a basso impatto calorico, come la cottura a vapore, la cottura sottovuoto, e l'uso di marinature, sono particolarmente efficaci per realizzare piatti ricchi di sapore e nutrimento.

La cottura a vapore è una tecnica eccellente per verdure, pesce e persino per alcuni tagli di carne, poiché preserva la maggior parte dei nutrienti, che altrimenti potrebbero degradarsi o dissolversi durante metodi di cottura più intensi. Questo metodo mantiene inoltre l'integrità del sapore degli alimenti, esaltandone la freschezza naturale senza l'aggiunta di grassi extra.

La cottura sottovuoto, in cui il cibo viene sigillato sottovuoto e cotto a una temperatura controllata molto precisa, è un altro metodo straordinario per mantenere l'umidità e il sapore, oltre a preservare i nutrienti. Questa tecnica, ideale per carni e pesce, permette di ottenere una cottura uniforme e risultati che sono difficili da replicare con altri metodi.

Le marinature invece offrono un doppio beneficio: non solo aggiungono profondità di sapore ma possono anche contribuire a rendere più teneri alcuni tagli di carne. Utilizzare acidi naturali come limone, aceto o yogurt nelle marinature può aiutare a intenerire le proteine prima della cottura, migliorando la texture senza necessità di lunghe cotture o alte temperature.

Integrare queste tecniche nella preparazione dei pasti non solo migliora l'assunzione nutrizionale e il gusto ma incoraggia anche una maggiore sperimentazione in cucina. Sperimentare con diversi metodi di cottura e sapori può trasformare anche i piatti più semplici in esperienze culinarie memorabili, rendendo il viaggio verso il benessere un'avventura gastronomica piacevole e gratificante.

Organizzazione della Cucina

Organizzare la cucina e gli utensili in modo strategico rende la preparazione dei pasti un processo più veloce e semplice. Un ambiente cucina ben organizzato non solo facilita il processo di cottura ma può anche contribuire a mantenere alta la motivazione nel seguire il proprio piano alimentare, riducendo lo stress e massimizzando l'efficienza.

Iniziare con la "declutterizzazione" dello spazio di lavoro è il primo passo: rimuovere gli oggetti non necessari e mantenere solo gli utensili che si utilizzano regolarmente aiuta a ridurre il disordine e migliora l'accessibilità. Questo include l'organizzazione dei cassetti e degli armadietti in modo che gli strumenti più usati siano facilmente raggiungibili, risparmiando tempo nella ricerca degli utensili necessari durante la cottura.

Gli utensili essenziali in una cucina focalizzata sulla dieta chetogenica a giorni alterni dovrebbero includere un set di coltelli affilati per una preparazione efficiente degli ingredienti, padelle antiaderenti per cotture a basso impatto calorico, una pentola a pressione o una slow cooker per preparare pasti nutrienti con poco sforzo, e contenitori per la conservazione degli alimenti che facilitino la preparazione dei pasti in anticipo.

Investire in organizzatori per cassetti e scaffali può ulteriormente migliorare l'ordine nella cucina, separando utensili, spezie e piccoli elettrodomestici. Questo non solo accelera il processo di preparazione dei pasti ma aiuta anche a mantenere una cucina più pulita e ordinata.

Infine, creare una zona dedicata alla preparazione dei pasti, dove si possano raccogliere tutti gli ingredienti e gli utensili necessari prima di iniziare a cucinare, può notevolmente aumentare l'efficienza in cucina. Questo "centro di preparazione" funge da stazione di lavoro dove tutto è a portata di mano, minimizzando i movimenti inutili e rendendo la cucina un ambiente più funzionale e piacevole.

Seguendo queste strategie per organizzare la cucina e selezionare gli utensili essenziali, si può notevolmente semplificare la preparazione dei pasti, rendendo più agevole seguire la dieta chetogenica a giorni alterni e assicurando che il percorso verso il benessere sia piacevole e sostenibile.

Capitolo 9: Andare Oltre i 30 Giorni

Strategie per mantenere i benefici nel lungo termine

Mantenere i benefici di un cambiamento positivo nello stile di vita nel lungo termine è una sfida che richiede impegno, strategia e un approccio olistico al benessere. Il successo a lungo termine dipende dalla capacità di integrare le nuove abitudini in modo sostenibile nella vita quotidiana, garantendo che le scelte salutari diventino parte integrante della routine e non un'eccezione temporanea. Ecco alcune strategie chiave per sostenere i benefici ottenuti e promuovere un benessere duraturo.

Rendere le abitudini salutari una parte intrinseca della routine quotidiana è fondamentale. Ciò può includere la pianificazione regolare di pasti equilibrati, l'incorporazione dell'attività fisica nella giornata e la pratica quotidiana di tecniche di riduzione dello stress. La ripetizione consolida queste abitudini, rendendole più facili da mantenere a lungo termine.

Mentre gli obiettivi a breve termine sono utili per il progresso immediato, stabilire obiettivi a lungo termine incentrati sul mantenimento della salute e del benessere può fornire una direzione continua e motivazione. Questi obiettivi dovrebbero essere flessibili e adattabili ai cambiamenti nella vita e nelle circostanze

Rimanere informati sulle ultime ricerche e tendenze in materia di salute, nutrizione e fitness. Essere disposti a adattare il proprio approccio in base a nuove informazioni o ai cambiamenti nelle proprie esigenze di salute può aiutare a mantenere i benefici a lungo termine.

Tenere traccia dei progressi e valutare periodicamente come le abitudini di vita influenzano il benessere può aiutare ad apportare aggiustamenti tempestivi. L'uso di diari, app o sessioni di riflessione può fornire insight preziosi sulle aree di successo e su quelle che richiedono ulteriori miglioramenti.

Mantenere connessioni con una comunità di supporto o con individui che condividono obiettivi simili può fornire incoraggiamento, consigli e ispirazione. Questo supporto sociale è inestimabile per superare le sfide e celebrare i successi.

Adottare un approccio equilibrato alla nutrizione e all'attività fisica può prevenire l'esaurimento e promuovere un benessere sostenibile. La moderazione permette di godere di una varietà di alimenti e attività senza sensi di colpa, contribuendo a un rapporto positivo con il cibo e l'esercizio.

Riconoscere che percorrere un cammino verso il benessere è un processo con alti e bassi può aiutare a mantenere una prospettiva positiva. Praticare l'autocompassione nei momenti di difficoltà o di scivolone può ridurre lo stress e favorire un ritorno più facile alle abitudini salutari.

Implementando queste strategie, è possibile non solo raggiungere, ma anche mantenere i benefici del cambiamento dello stile di vita nel lungo termine, promuovendo un benessere duraturo e una qualità della vita migliorata.

Come gestire le occasioni sociali e i pasti fuori casa

Gestire le occasioni sociali e i pasti fuori casa rappresenta una sfida comune per chi segue un regime alimentare specifico come la dieta chetogenica a giorni alterni. Tuttavia, con una pianificazione adeguata e strategie mirate, è possibile godere di questi momenti mantenendo l'aderenza alla dieta e promuovendo un approccio equilibrato al benessere. Ecco alcune strategie efficaci:

Pianificazione Anticipata: informarsi in anticipo sul menu quando si prevede di mangiare fuori o partecipare a un evento sociale può aiutare a pianificare quali scelte alimentari fare. In molti casi, è possibile consultare il menu online o chiamare il ristorante per discutere di opzioni compatibili con la dieta chetogenica.

Comunicare le Proprie Esigenze: non esitare a comunicare le proprie esigenze alimentari quando si è invitati a un evento o si sceglie un ristorante. Molte persone sono accomodanti e aperte a fare cambiamenti per soddisfare le esigenze degli ospiti.

Scegliere Saggiamente: quando si mangia fuori, optare per piatti che si allineano facilmente con la dieta chetogenica, come insalate con proteine magre, piatti a base di carne o pesce con verdure a basso contenuto di carboidrati. Evitare condimenti zuccherati o carboidrati nascosti richiedendo che salse e condimenti vengano serviti a parte.

Portare un Proprio Contributo: in occasioni sociali come feste o barbecue, portare un piatto da condividere che sia compatibile con la propria dieta può garantire di avere un'opzione salutare a disposizione, oltre a condividere il proprio stile di vita con gli altri.

Focalizzarsi sul Sociale, Non sul Cibo: ricordare che l'obiettivo principale delle occasioni sociali è connettersi con gli altri, non necessariamente mangiare. Concentrarsi sulle conversazioni e sul godersi la compagnia può ridurre l'attenzione sul cibo.

Permesso Moderato: accettare che occasionalmente si possa deviare leggermente dalla dieta senza sensi di colpa è importante per un approccio equilibrato al benessere. La chiave è tornare alle abitudini salutari il pasto o il giorno successivo.

Ascoltare il Proprio Corpo: prestare attenzione ai segnali di fame e sazietà può aiutare a evitare l'overeating durante le occasioni sociali. Mangiare lentamente e godersi ogni boccone può aumentare la soddisfazione e aiutare a mantenere il controllo delle porzioni.

Adottando queste strategie, è possibile navigare con successo le occasioni sociali e i pasti fuori casa senza compromettere gli obiettivi di salute e benessere. Questo approccio flessibile e consapevole permette di integrare la dieta chetogenica a giorni alterni come uno stile di vita sostenibile e piacevole, piuttosto che come una restrizione temporanea.

Adattare la dieta chetogenica alternata come stile di vita

Adattare la dieta chetogenica alternata come stile di vita implica andare oltre la visione della dieta come un semplice strumento di perdita di peso, per abbracciare un approccio più olistico al benessere che integra salute fisica, mentale ed emotiva. Questo approccio sostenibile all'alimentazione e al benessere richiede un'attenzione consapevole alle proprie esigenze, abitudini e reazioni, trasformando la dieta in una parte integrante e gratificante della vita quotidiana.

Rendere la dieta chetogenica a giorni alterni parte della propria routine comporta trovare un equilibrio tra i giorni chetogenici e quelli non chetogenici che si adatti al proprio stile di vita, impegni e preferenze personali.

Ciò può significare pianificare i giorni chetogenici in base al calendario sociale e lavorativo o sperimentare con il timing dei pasti per scoprire ciò che funziona meglio per il proprio corpo e il proprio programma.

Un approccio flessibile permette di godere delle occasioni speciali senza sensi di colpa, adattando la dieta in modo che si adatti alle varie situazioni della vita. La chiave è mantenere un equilibrio, permettendo occasionali indulgenze pur rimanendo fedeli agli obiettivi di salute a lungo termine.

Mantenere un impegno verso l'apprendimento continuo su nutrizione, salute e benessere può aiutare ad adattare la dieta chetogenica alternata come stile di vita. Ciò include rimanere aggiornati su nuove ricerche, esplorare diverse filosofie alimentari e adottare una mentalità aperta all'apprendimento da diverse fonti.

Considerare il benessere in termini olistici, includendo l'attività fisica regolare, tecniche di gestione dello stress, sufficiente riposo e pratiche di mindfulness, può rafforzare i benefici della dieta chetogenica alternata, promuovendo una salute complessiva migliore e una maggiore felicità.

Costruire una rete di supporto di amici, familiari o gruppi online che condividono obiettivi e interessi simili può offrire motivazione, ispirazione e incoraggiamento. Condividere esperienze, sfide e successi rende il percorso meno isolato e più arricchente.

Ascoltare attentamente il proprio corpo e adattare la dieta in base alle proprie reazioni individuali, alle preferenze e ai risultati desiderati è fondamentale per il successo a lungo termine. Ciò significa regolare l'apporto di macronutrienti, i tempi dei pasti e le scelte alimentari in base a come ci si sente fisicamente ed emotivamente.

Adottando questi principi, è possibile trasformare la dieta chetogenica alternata da un regime temporaneo a uno stile di vita sostenibile e gratificante, che promuove non solo la perdita di peso e la salute fisica, ma anche il benessere mentale ed emotivo.

Ascoltare il proprio corpo: riconoscere segnali e adattamenti

Ascoltare il proprio corpo e riconoscere i segnali e gli adattamenti necessari è una componente essenziale di qualsiasi percorso di benessere, specialmente quando si segue una dieta chetogenica alternata. Questa capacità di auto-osservazione e risposta ai segnali interni del corpo non solo può migliorare l'efficacia della dieta, ma anche promuovere una maggiore armonia e benessere complessivo. Ecco come poter affinare questa capacità e quali segnali prestare attenzione:

Imparare a distinguere tra fame fisica e fame emotiva è cruciale. La fame fisica si manifesta gradualmente e può essere saziata con alimenti nutrienti, mentre la fame emotiva spesso risponde a stati emotivi e può portare a scelte alimentari impulsive. Ascoltare il proprio corpo e rispondere adeguatamente può aiutare a mantenere un equilibrio alimentare salutare.

Osservare come il corpo reagisce a certi alimenti o regimi alimentari è fondamentale per personalizzare la dieta. Alcuni possono notare che specifici alimenti migliorano l'energia e il benessere, mentre altri possono causare gonfiore, stanchezza o altri disagi. Questa consapevolezza può guidare aggiustamenti alimentari per ottimizzare la salute e il benessere.

La dieta chetogenica alternata può influenzare i livelli di energia in modi diversi. Prestare attenzione ai modelli di energia durante il giorno può indicare la necessità di aggiustare l'apporto di macronutrienti, i tempi dei pasti o l'integrazione di nutrienti specifici per supportare livelli ottimali di energia.

La dieta e lo stile di vita influenzano il benessere emotivo e lo stress. Riconoscere i segnali di stress eccessivo o cambiamenti nell'umore può essere un indicatore della necessità di modificare la dieta, integrare pratiche di riduzione dello stress o cercare supporto professionale.

La qualità del sonno può offrire importanti indizi sul benessere complessivo e sull'efficacia della dieta. Un sonno disturbato o insufficiente può richiedere cambiamenti nella dieta o nella routine serale per promuovere un riposo adeguato.

Oltre alla perdita di peso, è importante prestare attenzione ad altri cambiamenti fisici, come miglioramenti o peggioramenti nelle condizioni della pelle, nei livelli di forza o nella composizione corporea. Questi segnali possono fornire feedback preziosi sull'impatto della dieta sulla salute fisica.

Sviluppando la capacità di ascoltare e interpretare i segnali del proprio corpo, è possibile adattare in modo proattivo la dieta chetogenica alternata e lo stile di vita per soddisfare le esigenze individuali, promuovendo un benessere duraturo.

Prossimi passi e risorse aggiuntive per continuare il percorso

Navigare con successo il percorso verso il benessere richiede un impegno continuo e l'accesso a risorse che possano supportare, educare e ispirare. Dopo aver adottato la dieta chetogenica alternata e imparato ad ascoltare i segnali del proprio corpo, i prossimi passi includono l'approfondimento della conoscenza e l'espansione delle strategie per mantenere e potenziare i benefici ottenuti. Ecco una guida su come proseguire:

- Continuare l'educazione attraverso libri, podcast, webinar e articoli scientifici sulla nutrizione, la fisiologia e il benessere mentale. Risorse affidabili offrono aggiornamenti sulle ultime ricerche e insight su come massimizzare gli effetti positivi della dieta sulla salute.

- Unirsi a gruppi di supporto online o comunità locali che condividono interessi simili può fornire una rete di supporto motivazionale. La condivisione di esperienze, successi e sfide con altri può offrire nuove prospettive e strategie di coping.

- Considerare la consulenza con professionisti della salute, come dietologi, nutrizionisti o allenatori personali, per ricevere consigli personalizzati basati sulle proprie esigenze, obiettivi e progressi. Un approccio personalizzato può aiutare a navigare sfide specifiche e ottimizzare il regime alimentare e di esercizio.

- Sfruttare la tecnologia e le app di benessere per monitorare l'assunzione di cibo, l'attività fisica, il sonno e il benessere emotivo. Questi strumenti possono offrire feedback in tempo reale e insight sui progressi, oltre a stabilire obiettivi e ricordare abitudini salutari.

- Sperimentare con nuovi alimenti, ricette, modalità di esercizio e pratiche di riduzione dello stress per scoprire ciò che funziona meglio per il proprio benessere. Questa esplorazione può mantenere il percorso verso il benessere fresco e interessante.

- Partecipare a workshop, seminari e eventi sul benessere per imparare da esperti del settore e connettersi con altri che sono sulla stessa strada. Questi eventi possono essere fonte di ispirazione e offrire nuovi strumenti e tecniche da integrare nella propria vita.

- Prendersi il tempo per riflettere sui progressi, valutare ciò che funziona e ciò che necessita di cambiamenti. La riflessione consapevole può aiutare a mantenere l'allineamento con gli obiettivi di benessere e a riconoscere quando è necessario apportare cambiamenti.

- Riconoscere che il percorso verso il benessere è un viaggio continuo di apprendimento e crescita. Mantenere una mentalità aperta e curiosa può aiutare a rimanere impegnati e motivati nel tempo.

Seguendo questi passi è possibile continuare a costruire su quanto già appreso, affrontando nuove sfide con fiducia e mantenendo un impegno a lungo termine verso la salute e il benessere.

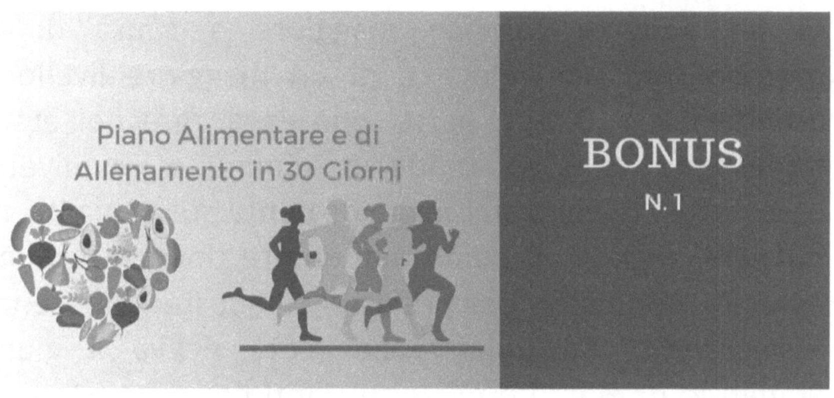

Bonus 1: Piano Alimentare e di Allenamento in 30 Giorni

Personalizzazione del Piano

Adattare il piano alimentare e di allenamento alle esigenze individuali è fondamentale per garantire non solo l'efficacia della dieta chetogenica a giorni alterni ma anche per assicurare che l'esperienza sia piacevole e sostenibile a lungo termine. Ogni individuo è unico, con specifiche esigenze nutrizionali e capacità fisiche che dipendono da una varietà di fattori, tra cui età, sesso, livello di attività fisica quotidiana e preferenze alimentari.

Per le persone di età diverse, il metabolismo e le esigenze caloriche variano significativamente. Ad esempio, gli individui più giovani potrebbero necessitare di un apporto calorico maggiore a causa di un metabolismo più veloce e di un maggiore livello di attività fisica. D'altra parte, con l'avanzare dell'età, il fabbisogno calorico tende a diminuire, e diventa essenziale concentrarsi maggiormente sulla qualità dei nutrienti ingeriti. Il piano alimentare dovrebbe quindi essere modulato per riflettere queste differenze, assicurando che ogni fascia d'età riceva il giusto equilibrio di macro e micronutrienti per supportare un invecchiamento sano e attivo.

Anche il sesso gioca un ruolo importante nella personalizzazione della dieta e dell'allenamento. Gli uomini e le donne tendono a differire nella distribuzione del grasso corporeo, nella massa muscolare e nel fabbisogno calorico. Inoltre, le donne possono avere esigenze nutrizionali specifiche in determinati periodi della vita, come la gravidanza o la menopausa. È quindi cruciale adattare il piano per rispettare queste differenze, assicurando che tutti gli individui possano ottenere i massimi benefici dalla dieta senza compromettere la loro salute.

Il livello di attività fisica è un altro fattore determinante per la personalizzazione del piano. Individui con uno stile di vita sedentario avranno necessità caloriche inferiori rispetto a coloro che sono regolarmente attivi o che svolgono lavori fisicamente impegnativi. Il piano di allenamento dovrebbe quindi essere adeguato per incoraggiare l'attività fisica in modo progressivo, partendo dal livello di fitness attuale dell'individuo e aumentando gradualmente l'intensità e la durata degli esercizi per promuovere miglioramenti nella forma fisica senza rischi di infortuni.

Infine, le preferenze alimentari e le eventuali restrizioni dietetiche sono cruciali per l'adesione a lungo termine alla dieta. Un piano alimentare versatile che considera le avversioni, le allergie o le sensibilità alimentari, oltre alle preferenze personali, può aumentare significativamente la probabilità di successo della dieta. Offrire alternative e sostituzioni per ingredienti non graditi o non consentiti può aiutare a mantenere l'alimentazione variata, gustosa e nutriente, promuovendo un approccio più equilibrato e sostenibile alla dieta chetogenica a giorni alterni.

Esempi di Giornate Tipo

Immaginiamo una giornata chetogenica tipo: si inizia con una colazione nutriente ma a basso contenuto di carboidrati, come uova strapazzate con spinaci e avocado, per fornire energia sostenuta senza interrompere lo stato di chetosi. Il pranzo potrebbe consistere in una ricca insalata di pollo con un'abbondanza di verdure a foglia verde e un condimento a base di olio d'oliva, mentre la cena potrebbe presentare una porzione di salmone al forno con asparagi e una piccola porzione di formaggio a pasta dura per aggiungere varietà e piacere al palato, mantenendo i carboidrati al minimo.

Nei giorni non chetogenici, invece, l'apporto di carboidrati viene incrementato moderatamente per supportare il recupero muscolare e reintegrare le riserve di glicogeno. La colazione potrebbe includere una porzione di fiocchi d'avena con frutti di bosco e un pizzico di miele, seguita da un pranzo a base di quinoa con verdure miste e una fonte di proteine magre come il petto di tacchino. La cena potrebbe essere più leggera, magari una zuppa di lenticchie con una fetta di pane integrale, per garantire un equilibrio nutrizionale senza sovraccaricare il sistema digestivo prima del riposo notturno.

L'allenamento viene altresì adattato ai ritmi alimentari. Nei giorni chetogenici, l'attività fisica potrebbe essere focalizzata su esercizi di forza o allenamenti a intervalli di alta intensità (HIIT) per massimizzare l'uso dei grassi come fonte energetica. Nei giorni non chetogenici, quando il corpo dispone di una maggiore disponibilità di carboidrati, si potrebbero privilegiare allenamenti di resistenza o sessioni cardio più lunghe per sfruttare l'energia addizionale fornita dai carboidrati.

Questa alternanza tra giorni chetogenici e non, con pasti e allenamenti appositamente studiati, non solo facilita il raggiungimento degli obiettivi di perdita di peso e miglioramento della forma fisica, ma incoraggia anche un approccio più flessibile e sostenibile alla salute e al benessere.

Progressione degli Allenamenti

Incrementare progressivamente l'intensità e la difficoltà degli allenamenti è un principio fondamentale per stimolare l'adattamento del corpo, migliorare la forma fisica e massimizzare i risultati ottenuti dalla dieta chetogenica a giorni alterni. Questo approccio, conosciuto come progressione dell'allenamento, è cruciale per evitare plateau di performance e per continuare a sfidare il corpo in modo sicuro ed efficace.

Nelle prime fasi del programma di 30 giorni, l'obiettivo è quello di abituare il corpo all'attività fisica regolare, specialmente per chi parte da un livello di fitness meno avanzato. Gli allenamenti iniziano con esercizi di base che puntano a costruire una solida fondazione di forza, resistenza e mobilità. Questo potrebbe includere circuiti di bodyweight, camminate rapide o jogging leggero, e sessioni di yoga o stretching per migliorare la flessibilità e la postura. È importante in questa fase prestare attenzione alla tecnica e alla forma per prevenire infortuni e per preparare il corpo ad affrontare sfide maggiori.

Man mano che il programma avanza, si introduce gradualmente una maggiore varietà di esercizi e si aumenta l'intensità. Dopo la prima settimana, si possono integrare pesi più pesanti o resistenze maggiori nelle sessioni di allenamento di forza, incrementare la durata e l'intensità delle sessioni cardio, e sperimentare con allenamenti a intervalli ad alta intensità (HIIT) per spingere il corpo a bruciare più grassi e migliorare la capacità aerobica. Questa progressione mirata assicura che il corpo continui a essere stimolato, promuovendo miglioramenti continui nella composizione corporea e nelle prestazioni fisiche.

Verso la metà del programma, gli allenamenti diventano più impegnativi, incorporando esercizi composti che lavorano su più gruppi muscolari contemporaneamente, sessioni di allenamento funzionale per migliorare l'equilibrio, la coordinazione e la forza in movimenti che imitano quelli della vita quotidiana, e sfide di resistenza che testano i limiti fisici e mentali dell'individuo.

Nell'ultima fase del programma, l'obiettivo è di consolidare i guadagni di forza, resistenza e flessibilità acquisiti, introducendo regimi di allenamento che includano circuiti di resistenza che richiedano al corpo di operare a un'intensità elevata senza lunghi periodi di riposo. Questo non solo massimizza la combustione dei grassi e il tono muscolare ma prepara anche l'individuo a mantenere un livello di attività fisica elevato anche dopo la conclusione del programma di 30 giorni.

Adattando l'intensità e la difficoltà degli allenamenti in modo progressivo e controllato, si assicura che il percorso verso il benessere e la trasformazione fisica sia non solo efficace ma anche gratificante e motivante.

Monitoraggio dei Progressi

Tracciare i progressi fisici e alimentari è un aspetto cruciale del percorso verso il benessere, poiché fornisce un feedback tangibile sull'efficacia del regime di dieta e allenamento adottato. L'uso di app di fitness e nutrizione o di diari cartacei per annotare pasti, esercizi, e le proprie sensazioni fisiche e mentali può trasformarsi in uno strumento potente per mantenere la motivazione e per regolare il programma in base ai risultati ottenuti.

L'utilizzo di app specifiche per il tracciamento consente di monitorare l'apporto calorico e la distribuzione dei macronutrienti, fondamentale per chi segue una dieta chetogenica a giorni alterni. Queste app possono offrire un'analisi dettagliata di ciò che si mangia, evidenziando non solo le calorie ma anche la qualità della dieta in termini di equilibrio tra proteine, grassi e carboidrati. Inoltre, molte app includono database alimentari vasti che facilitano la registrazione dei pasti, oltre a funzionalità per tracciare l'idratazione e l'integrazione nutrizionale, componenti essenziali per il successo della dieta chetogenica.

Per il tracciamento dell'attività fisica, le app possono registrare tipologia, durata e intensità degli allenamenti, offrendo spesso anche la possibilità di condividere i progressi con una community online, incrementando così la motivazione attraverso il supporto sociale. Alcune app forniscono anche programmi di allenamento personalizzati e feedback sull'esecuzione degli esercizi, utili per chi cerca di migliorare la forma fisica in modo sicuro ed efficace.

Al di là delle soluzioni tecnologiche, tenere un diario cartaceo resta un metodo efficace e personale per registrare il proprio viaggio verso il benessere. Scrivere a mano pasti, allenamenti, e soprattutto le proprie sensazioni fisiche e mentali quotidiane, aiuta a stabilire una connessione più profonda con il proprio percorso, favorendo una riflessione personale che può rivelarsi illuminante. Il diario diventa un racconto personale che non solo documenta i progressi ma aiuta anche a identificare modelli comportamentali, emozionali e fisici, fornendo spunti preziosi per affinare ulteriormente il proprio approccio alla dieta e all'esercizio fisico.

In sintesi, il monitoraggio regolare dei progressi attraverso app o diari cartacei è fondamentale per chi intraprende la dieta chetogenica a giorni alterni, consentendo di misurare i risultati, regolare il piano in base alle esigenze in evoluzione e celebrare ogni traguardo raggiunto.

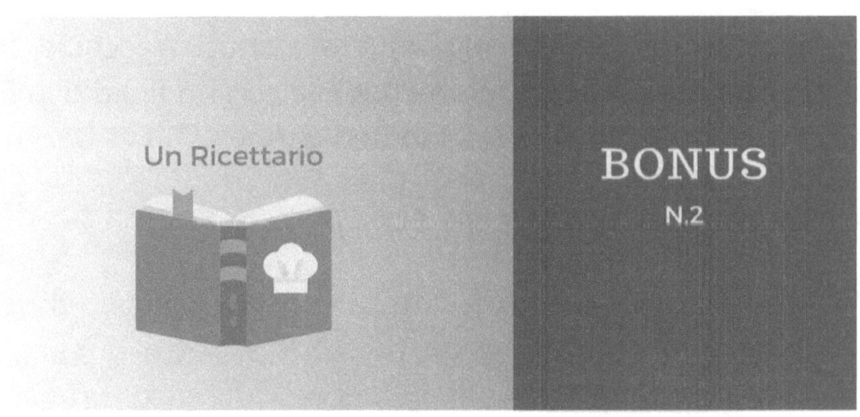

<u>Bonus 2: Un Ricettario</u>

<u>Ricette Chetogeniche per la Colazione</u>

<u>Pancakes alle Mandorle</u>

Miscelate farina di mandorle, uova, latte di mandorla e un pizzico di eritritolo per dolcificare. Cuocete su una padella antiaderente fino a doratura. Servite con frutti di bosco freschi.

<u>Frullato Energizzante all'Avocado</u>

Frullate insieme un avocado maturo, latte di cocco, un cucchiaio di olio di cocco, proteine in polvere e qualche cubetto di ghiaccio.

<u>Omelette con Spinaci e Feta</u>

Sbattete le uova e aggiungete spinaci freschi e feta sbriciolata. Cuocete in una padella con un filo d'olio fino a quando le uova non sono ben cotte.

Yogurt Greco con Noci e Semi di Chia

Mescolate yogurt greco intero con un cucchiaio di semi di chia, noci tritate e un tocco di estratto di vaniglia. Lasciate riposare per qualche minuto prima di consumarlo.

Muffin al Bacon e Formaggio

Preparate un impasto con farina di cocco, uova, bacon croccante tritato e formaggio grattugiato. Versate negli stampini per muffin e cuocete in forno.

Ricette Chetogeniche per il Pranzo

Insalata di Pollo e Avocado

Unite petto di pollo grigliato a dadini, avocado, pomodorini, foglie di spinaci, condendo con olio d'oliva e succo di limone.

Zoodle (Spaghetti di Zucchine) al Pesto

Utilizzate un spiralizzatore per creare spaghetti di zucchine. Saltateli brevemente in padella e condite con pesto fatto in casa (basilico, aglio, pinoli, olio d'oliva e Parmigiano).

Involtini di Lattuga con Ripieno Asiatico

Preparate un ripieno con carne macinata di maiale, cipolle, aglio, salsa di soia a basso contenuto di carboidrati e olio di sesamo. Servite dentro foglie di lattuga come involtini.

Salmone al Forno con Asparagi

Condite il salmone con limone, sale e pepe. Disponete su una teglia insieme ad asparagi e cuocete in forno.

Zuppa di Funghi e Crema

Soffriggete funghi in padella, poi unite brodo di pollo e panna. Frullate fino a ottenere una crema liscia. Servite calda con una spolverata di erbe aromatiche.

Ricette Chetogeniche per la Cena

Bistecca alla Griglia con Burro alle Erbe

Grigliate la bistecca al vostro grado di cottura preferito. Servite con un condimento alle erbe.

Cavolfiore Arrosto con Tahini

Tagliate il cavolfiore a cimette, condite con olio e sale, e arrostite in forno fino a doratura. Servite con salsa tahini spolverata di paprika.

Polpette di Tacchino e Salvia

Mescolate carne di tacchino macinata con salvia tritata, aglio e un uovo. Formate le polpette e cuocetele in padella. Servite con una salsa di pomodoro keto-friendly.

Casseruola di Broccoli e Cheddar

Unite broccoli lessati, crema di formaggio, cheddar grattugiato e pezzetti di bacon in una casseruola. Cuocete in forno fino a che il formaggio non sia ben fuso e dorato.

Frittata di Chorizo e Peperoni

In una padella, soffriggete pezzi di chorizo e peperoni tagliati a strisce fino a che non sono ben cotti. Sbattete le uova con un pizzico di sale e versatele nella padella con il chorizo e i peperoni. Cuocete a fuoco medio-basso fino a che l'omelette non si è rappresa.

Ricette Non Chetogeniche per la Colazione

Porridge di Avena con Mirtilli e Noci

Cuocete l'avena con acqua o latte a scelta fino a quando non diventa cremosa. Aggiungete mirtilli freschi e noci tritate per un tocco croccante. Dolcificate a piacere con miele o sciroppo d'acero.

Toast con Avocado e Uovo Poché

Schiacciate l'avocado su una fetta di pane integrale tostato e adagiatevi sopra un uovo poché. Condite con sale, pepe e un filo d'olio extravergine d'oliva.

Smoothie Bowl di Banana e Spinaci

Frullate insieme banana, spinaci freschi, latte di mandorla e un cucchiaio di burro di mandorle. Versate in una ciotola e guarnite con fette di banana, granola e semi di chia.

Pancakes Integrali con Sciroppo d'Acero e Frutta

Preparate un impasto con farina integrale, latte, un uovo e un pizzico di lievito. Cuocete i pancakes su una padella antiaderente e serviteli caldi con sciroppo d'acero e frutta fresca a scelta.

Frittata di Verdure e Quinoa

Unite uova sbattute con quinoa cotta, peperoni, cipolle e spinaci tritati. Cuocete in una padella antiaderente fino a che l'omelette non si è rappresa, poi servite calda.

Ricette Non Chetogeniche per il Pranzo

Insalata di Quinoa con Ceci e Verdure Croccanti

Mescolate quinoa cotta con ceci scolati, cetrioli, pomodorini, olive e prezzemolo fresco. Condite con olio d'oliva, succo di limone, sale e pepe.

Wrap Integrale con Pollo e Avocado

Riempite una tortilla integrale con strisce di petto di pollo grigliato, fette di avocado, lattuga e pomodori. Condite con una salsa leggera a base di yogurt greco.

Buddha Bowl Vegetariano

Componete la vostra bowl con una base di riso integrale, aggiungete verdure saltate (come broccoli e carote), tofu al curry, edamame e una manciata di semi di sesamo.

Zuppa di Lenticchie e Verdure

Cuocete lenticchie in brodo vegetale insieme a carote, sedano e pomodori tritati. Condite con erbe aromatiche e servite calda con una fetta di pane integrale.

Pasta Integrale al Pesto di Avocado

Frullate un avocado con basilico, pinoli, aglio, succo di limone e olio d'oliva per fare un pesto. Mescolate con pasta integrale cotta e servite con una spolverata di Parmigiano.

Ricette Non Chetogeniche per la Cena

Salmone al Forno con Patate Dolci e Asparagi

Infornate il salmone condito con erbe aromatiche insieme a patate dolci a cubetti e asparagi per una cena leggera ma nutriente.

Curry di Ceci e Spinaci

Soffriggete cipolla e aglio, aggiungete ceci, passata di pomodoro e spinaci freschi. Condite con curry in polvere e cuocete fino a che gli spinaci non si appassiscono. Servite con riso basmati.

Pollo Arrosto con Orzo e Zucchine

Arrostite cosce di pollo con erbe aromatiche. Cuocete l'orzo in brodo di pollo e saltate le zucchine in padella. Unite il tutto per un piatto unico saporito.

Tacos di Pesce con Salsa di Mango

Grigliate filetti di pesce bianco e serviteli su tortillas con insalata di cavolo. Guarnite con una salsa fresca di mango, cipolla rossa e coriandolo.

Risotto ai Funghi e Piselli

Preparate un risotto con funghi freschi e piselli, utilizzando brodo vegetale e finendo con una mantecatura di Parmigiano.

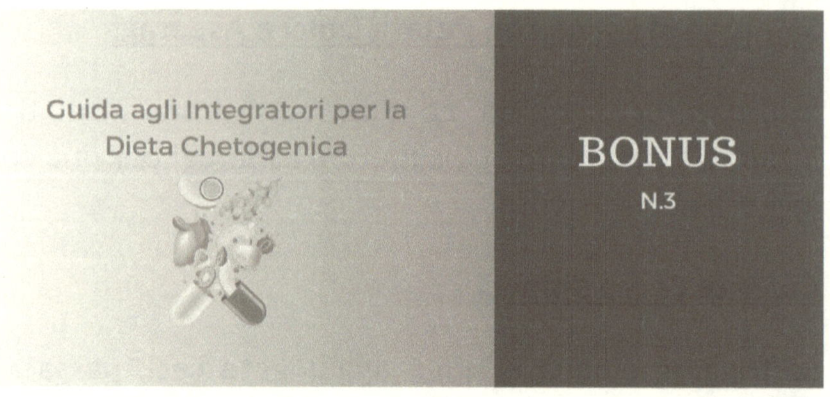

Bonus 3: Guida agli Integratori per la Dieta Chetogenica

Selezione degli Integratori

Mantenere un adeguato apporto di vitamine, minerali e altri nutrienti essenziali è cruciale quando si segue una dieta chetogenica, data la sua restrizione di alcuni gruppi alimentari. Per supportare la salute e il benessere durante questo regime alimentare, è consigliabile integrare la dieta con specifici integratori.

Gli *elettroliti*, come sodio, potassio e magnesio, sono tra gli integratori più importanti per chi segue la dieta chetogenica. La riduzione dell'apporto di carboidrati può portare a una minore ritenzione di liquidi e, di conseguenza, a una diminuzione dei livelli di elettroliti nel corpo. Integrare questi minerali aiuta a prevenire sintomi come affaticamento, mal di testa e crampi muscolari, comunemente associati alla transizione verso uno stato di chetosi

La *vitamina D* è un altro integratore fondamentale, soprattutto per coloro che vivono in aree con limitata esposizione solare. Questa vitamina svolge un ruolo chiave nella salute delle ossa, nel supporto del sistema immunitario e nella regolazione dell'umore.

Gli *acidi grassi Omega-3*, presenti in integratori come l'olio di pesce o l'olio di krill, sono essenziali per ridurre l'infiammazione, promuovere la salute del cuore e supportare la funzione cerebrale. Essi possono equilibrare il rapporto tra gli acidi grassi Omega-3 e Omega-6, spesso sbilanciato nelle diete occidentali.

Infine, gli integratori di *fibre* possono aiutare a migliorare la digestione e prevenire la stitichezza, un effetto collaterale comune della dieta chetogenica a causa della ridotta assunzione di carboidrati complessi, ricchi di fibre. Integratori a base di semi di lino o psillio sono opzioni efficaci per mantenere una buona salute intestinale.

Timing e Dosaggio

Per massimizzare i benefici degli integratori mentre si segue una dieta chetogenica e minimizzare eventuali effetti collaterali, è importante considerare il timing e il modo in cui vengono assunti. La corretta integrazione può fare una grande differenza nel modo in cui il corpo reagisce e si adatta alla dieta, influenzando positivamente l'esperienza generale e i risultati ottenuti.

Gli *elettroliti* come sodio, potassio e magnesio dovrebbero essere assunti durante il giorno per mantenere l'equilibrio idroelettrolitico, specialmente in fasi iniziali della dieta chetogenica, quando la perdita di liquidi può essere più significativa. Assumere questi integratori con un pasto può aiutare a ridurre il rischio di disturbi digestivi, come il mal di stomaco, che alcuni possono sperimentare quando li assumono a stomaco vuoto.

La *vitamina D* è meglio assorbirla quando accompagnata da una fonte di grasso, considerando la sua solubilità nei grassi. Assumerla insieme a un pasto che contiene grassi sani, come l'avocado o l'olio di cocco, può migliorare la sua biodisponibilità.

Per gli *acidi grassi Omega-3*, la sera potrebbe essere il momento ideale per la loro assunzione, dato che possono favorire il rilassamento e migliorare la qualità del sonno. Inoltre, assumendoli con la cena, si sfrutta la presenza di grassi nel pasto per facilitarne l'assorbimento.

Infine, gli integratori di *fibre* sono più benefici se assunti con abbondante acqua per evitare la stitichezza. Distribuirli equamente durante il giorno, preferibilmente lontano dall'assunzione di altri integratori minerali come ferro e calcio, può prevenire potenziali interferenze nell'assorbimento.

Integratori e Performance Fisica

Integrare correttamente la propria dieta con specifici supplementi può avere un impatto significativo sul miglioramento della performance fisica e sul recupero muscolare, soprattutto quando si combina con un programma di allenamento strutturato. Gli integratori giusti possono fornire al corpo il supporto necessario per ottimizzare sia l'efficacia degli allenamenti sia la velocità di recupero post-esercizio.

Gli *aminoacidi a catena ramificata* (BCAA) sono tra gli integratori più rilevanti per chi si allena regolarmente. Essi contribuiscono a ridurre la fatica durante l'esercizio fisico intensivo e accelerano il recupero muscolare post-allenamento, riducendo i dolori muscolari. Assumere BCAA prima o durante l'allenamento può aiutare a mantenere alti i livelli di energia e a proteggere la massa muscolare dal catabolismo.

La *creatina* è un altro integratore chiave per migliorare la performance atletica. Fornisce un aumento rapido dell'energia disponibile per i muscoli durante attività ad alta intensità, come il sollevamento pesi o lo sprint, permettendo di eseguire più ripetizioni o di mantenere un'intensità elevata per periodi più lunghi. L'assunzione regolare di creatina può anche migliorare il recupero e favorire un incremento della massa muscolare.

Gli integratori di *proteine*, in particolare il siero del latte (whey protein), sono fondamentali per supportare la riparazione e la crescita muscolare. Consumare un frullato proteico entro 30 minuti dal termine dell'allenamento può ottimizzare il processo di recupero, fornendo ai muscoli gli aminoacidi necessari per iniziare immediatamente la riparazione dei tessuti danneggiati.

L'*omega-3*, trovato in integratori come l'olio di pesce, ha proprietà antinfiammatorie che possono essere particolarmente utili nel ridurre il dolore muscolare post-allenamento e nell'accelerare il recupero. Questi acidi grassi essenziali migliorano anche la fluidità delle membrane cellulari, favorendo la salute generale e la funzione muscolare.

Sicurezza e Qualità

Scegliere integratori di alta qualità e sicuri è fondamentale per garantire che si ottengano i benefici desiderati senza rischi per la salute. La chiave sta nel saper leggere e interpretare correttamente le etichette, evitando prodotti che potrebbero contenere ingredienti non desiderati o potenzialmente dannosi.

Innanzitutto, è essenziale verificare la presenza di un sigillo di qualità o di certificazioni da parte di enti terzi. Queste certificazioni garantiscono che il prodotto sia stato testato e verificato per quanto riguarda la purezza e la potenza degli ingredienti dichiarati, oltre a confermare che non contenga contaminanti nocivi.

Leggere attentamente l'elenco degli ingredienti è un altro passo cruciale. È importante evitare integratori che contengano riempitivi, coloranti artificiali, conservanti o dolcificanti non necessari, che possono ridurre la qualità dell'integratore o causare effetti collaterali indesiderati. Preferire prodotti che elenchino chiaramente tutti gli ingredienti e le loro quantità è un buon metodo per assicurarsi di sapere esattamente cosa si sta assumendo.

Controllare la dose raccomandata e le istruzioni di uso è altrettanto importante. Questo aiuta a garantire che si stia assumendo l'integratore nel modo più efficace possibile, ottimizzando i benefici e minimizzando il rischio di effetti collaterali.

Infine, è consigliabile condurre una ricerca sul produttore per assicurarsi della sua reputazione e affidabilità nel settore degli integratori. Leggere recensioni e testimonianze di altri utenti possono fornire ulteriori informazioni sulla qualità del prodotto e sull'esperienza complessiva degli altri consumatori.

Seguendo questi suggerimenti, si può fare una scelta informata e sicura quando si tratta di integratori, assicurando di supportare la propria salute e il proprio benessere con prodotti di alta qualità.

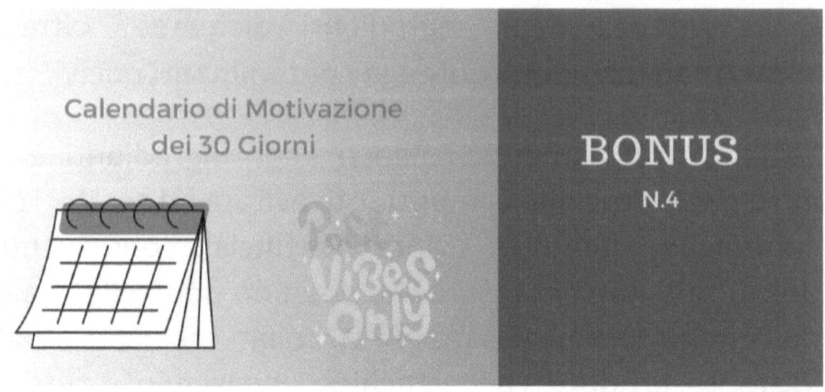

Bonus 4: Calendario di Motivazione dei 30 Giorni

Citazioni Ispiratrici Quotidiane

1. "La determinazione di oggi porta alla realizzazione di domani. Mantieni il focus sul tuo percorso, passo dopo passo."

2. "Non sottovalutare il potere di piccoli cambiamenti. Ogni scelta sana è un passo verso il successo."

3. "La forza non viene da ciò che puoi fare. Viene dal superare le cose che pensavi non potessi fare."

4. "Il successo nella dieta non si basa sulla perfezione, ma sulla persistenza. Non arrenderti mai."

5. "Ogni pasto è una nuova opportunità per nutrire il tuo corpo e avvicinarti ai tuoi obiettivi."

6. "La vera sfida non è iniziare, ma continuare. Mantieni il tuo impegno, anche nei giorni difficili."

7. "La trasformazione è un processo. Abbraccia il viaggio, celebra i piccoli successi e continua a crescere."

8. "Ricorda: il tuo corpo è un riflesso delle tue scelte. Scegli ciò che ti avvicina alla versione migliore di te stesso."

9. "La motivazione ti fa partire, ma è l'abitudine a tenerti sulla strada giusta. Costruisci abitudini sane, un giorno alla volta."

10. "Non c'è linea di traguardo nella salute e nel benessere. Ogni giorno è una nuova opportunità per brillare."

11. "Fallire non significa essere sconfitti; significa che hai l'opportunità di ricominciare con più intelligenza."

12. "Il segreto del cambiamento è concentrare tutta la tua energia non nel combattere il vecchio, ma nel costruire il nuovo."

13. "Il corpo raggiunge ciò che la mente crede. Visualizza il successo e poi lavora per renderlo realtà."

14. "La resilienza è la chiave. Affronta ogni sfida come un'opportunità per imparare e crescere."

15. "Il progresso, non la perfezione. Concentrati su come lontano sei arrivato, non su quanto lontano devi andare."

16. "Ogni giorno è una nuova opportunità per migliorare te stesso. Prendila e fai del tuo meglio."

17. "Non aspettare il momento perfetto, prendi il momento e rendilo perfetto."

18. "La perseveranza non è una lunga corsa; è molte piccole corse, una dopo l'altra."

19. "La tua volontà è più forte di qualsiasi dolce tentazione."

20. "La disciplina è scegliere tra ciò che vuoi ora e ciò che vuoi di più."

21. "L'unico limite al raggiungimento del nostro obiettivo è la nostra determinazione."

22. "Fai in modo che il tuo cibo sia la tua medicina e la tua medicina sia il tuo cibo."

23. "Non contano i giorni, conta la costanza."

24. "Ogni piccolo passo nella direzione giusta conta."

25. "Il successo non è definitivo, il fallimento non è fatale: è il coraggio di continuare che conta."

26. "La tua dieta è come un conto bancario. Buone scelte alimentari sono buoni investimenti."

27. "Non è la montagna che dobbiamo conquistare, ma noi stessi."

28. "Il corpo raggiunge ciò che la mente crede. Nutri entrambi."

29. "Non misurare il tuo progresso usando il metro di qualcun altro."

30. "Sii più forte delle tue scuse. Il tuo futuro ti ringrazierà."

Se pensi che questo libro ti sia piaciuto

e ti abbia aiutato ti chiedo solo

di dedicare pochi secondi a lasciare

una breve recensione su Amazon!

Grazie,

Chloe Bauer

www.ingramcontent.com/pod-product-compliance
Lightning Source LLC
Chambersburg PA
CBHW051311250726

48656CB00004B/1604